Entweihung und Scham

Grenzsituationen bei der Pflege alter Menschen

Katharina Gröning, Dr. phil., geb. 1957, Professorin für Sozialarbeit und Sozialpädagogik an der Fachhochschule Erfurt. Arbeitet seit 1989 als Supervisorin, Organisationsberaterin und Dozentin im Bereich Pflege- und Gesundheitsberufe. Arbeitsschwerpunkte sind Fragen und Probleme der Qualität sozialarbeiterischen und pflegerischen Handelns. Zahlreiche Publikationen zu Fragen der Supervision und Organisationsentwicklung.

Katharina Gröning

Entweihung und Scham

Grenzsituationen bei der Pflege alter Menschen

Mabuse-Verlag
Frankfurt am Main

Die Deutsche Bibliothek – CIP-Einheitsaufnahme
Gröning, Katharina
Entweihung und Scham : Grenzsituationen bei der Pflege alter Menschen / Katharina Gröning. – Frankfurt am Main : Mabuse-Verl., 1998
ISBN 3-929106-59-0

Kasseler Str. 1a
60486 Frankfurt am Main
Tel.: 069 / 97 07 40 71
Fax: 069 / 70 41 52
http://www.oeko-net.de/mabuse/

Lektorat: Linde Löffler und Andrea Schiff
Satz: Willi Pohl und Thomas Welling
Coverfoto: Jürgen Seidel, Köln
Druck: Elektra, Niedernhausen
ISBN 3-929106-59-0
Printed in Germany

Inhalt

Einleitung

Gegenstand

Gegenstand dieses Buches sind professionelle Grenzsituationen in der Pflege alter Menschen, sowohl im Bereich der stationären Versorgung in Altenpflegeheimen als auch in der ambulanten Pflege. Dabei stehen die Interaktion, die Szene und der sich entwickelnde Zyklus von Gefühlen zwischen dem pflegebedürftigen alten Menschen und seinem Helfer im Mittelpunkt des Interesses. Pflege, so lautet die zunächst befremdend anmutende These des Buches, ist eine Vermeidungsbeziehung. Dies gilt vor allem für solche Patienten, die Angstquellen darstellen und von daher als gefährlich gelten, oder für solche Patienten, deren Krankheit und Gebrechen peinlich sind. In der Pflege alter Menschen ist dies der Fall, wenn Krankheit und Pflegebedürftigkeit in Zusammenhang mit Tod, Trennung und Verfall oder auch mit Schmutz, Verunreinigung und Lächerlichkeit stehen.

Weiterhin werden institutionelle Hintergründe und institutionalisierte Gefühle ausgeleuchtet, wobei ein verstehender Umgang mit Gefühlen in der Pflege besonderes Anliegen dieses Buches ist. Gefühle in der Pflege, das heißt besonders Angst, aber auch Scham und entsprechende Reaktionen der Abwehr wie Aggression, Verzweiflung und Aphasie (Stummsein/Sprachverlust), interessieren mich besonders. Diese Gefühle in der Pflege, d. h. die innere Realität der Pflegenden, werden beschrieben, gedeutet und interpretiert. Ich bemühe mich um das Verstehen von Tabus. Theoretische Folien sind dabei psychoanalytische und soziologische Ansätze: Mit Lorenzer (1981) gehe ich davon aus, daß Szenen in der Pflege einen Blick auf die Gesamtkonstellation eines Konfliktes bzw. einer Institution freigeben. Erkenntnissen der Institutionsanalyse und der Gruppenanalyse zufolge bilden innere und äußere Realität der Pflegenden, der Pflegebedürftigen und die Umwelt Konfigurationen, d. h. sie bilden eine Gestalt. Innen und außen werden nicht getrennt, sondern als Einheit begriffen. Sie sind ein Thema, ein Konflikt, ein Bild, in welchem die innere, die interpersonelle und die institutionelle Realität aufgehoben ist.

In einer Zeit, wo immer mehr von Markt- und Kundenorientierung die Rede ist und Pflege sich wieder als funktionale Interaktion zwischen Patienten/Bewohner und professionellen Helfern darstellt bzw. darstellen muß, mag das Anliegen, über Gefühle in der Pflege Verstehenszugänge und theoretisch gestützte Antworten auf Pflegesituation zu finden, zunächst fremd anmuten. Dieses Buch ist jedoch aus der Praxis(-beratung) entstanden, d. h. durch den Problemdruck, so wie er sich in der Praxis zeigt und dort gefühlt wird. Das Buch widmet sich also eher der anderen, nichtthematisierten Seite des gegenwärtigen Diskurses um Kundenorientierung und Markt: Es ist nicht fröhlich und optimistisch; dennoch hoffe ich, daß es informativ und für alle, die Pflege verstehen wollen, hilfreich ist.

Zugang und erkenntnisleitendes Interesse

Als ich vor mehreren Jahren mein erstes Seminar zum Thema »Umgang mit Verwirrten« leitete, wurde mir im Laufe der Fallbesprechungen die Bedeutung der psychoanalytischen Objektbeziehungstheorie für die Pflege vor allem hochaltriger abhängiger oder dementer Menschen bewußt. Demente brauchen eine haltende und fördernde Umwelt, nicht Lenkung oder Führung. Die Psychoanalyse spricht in diesem Zusammenhang von »holding«. In der gerontopsychiatrischen Pflege war es bis dahin unumstritten, daß Demente gelenkt und geführt werden sollten – ein in der Praxis immer wieder problematisches Unterfangen, weil die lenkende Haltung der Schwestern und Pfleger der Anarchie der Erkrankung oft entgegensteht und in mißglückte Interaktionen mündet. Gleichzeitig können Pflegende nicht einfach loslassen. Sie tun dies aber. Beides, lenken wie loslassen geschieht in der Praxis oft im Wechsel und ist in gewisser Weise das Gegenstück zu dem, was als »holding«, als Halten beschrieben wird. In dem von Winnicott (1965) geprägten Bild der haltenden Mutter fand ich dann jene professionelle Haltung, die für die Pflege dementiell erkrankter Menschen so bedeutsam ist.

In Seminaren und Fachberatungen wurde ich weiterhin aufmerksam auf die hohe Bedeutung, die die Angst in der Interaktion zwischen Pflegebedürftigen, zumeist dementen alten Menschen, und ihren Helfern spielt.

Mein Eindruck verdichtete sich, daß die Symptome der Demenz und ihre Inhalte Schwestern und Helfer ängstigten. Die Inhalte paßten weder in das Menschenbild, welches vor allem Pflegende in die Beratungen mitbrachten, noch in das Pflegeverständnis. Die Inhalte der Demenzen, so lautet meine Erfahrung, passen auch nicht in das Pflegeverständnis und in das Menschenbild, welches sich in den Institutionen tradiert hat: Implizit wird hier sowohl von Rationalität (der vernünftige Mensch) als auch von Moral (der schuldige Mensch) ausgegangen. Das Leitbild der Institution und das Menschenbild der Helfer korrespondieren, wodurch Demente qualitativ zum institutionellen Sonderfall geraten.

Die institutionellen Leitbilder prägen Haltung und Bewußtseinshorizonte der Pflegenden und führen dazu, die Inhalte der Demenzen, aber auch Sperrigkeiten alter Menschen quasi zu exkommunizieren. Das demente Alter wird deshalb fremd. Für das Verhalten der Bewohner und Patienten steht kaum Sprache zur Verfügung, so daß die erste Aufgabe in der Supervision und Fachberatung darin besteht, das von den Pflegenden Gefühlte und Erlebte besprechbar zu machen. Hilfreich war ein radikales Verstehen auch bedrohlicher und dämonisch erscheinender bzw. befremdlicher Inhalte in der Beziehung zwischen Patienten und Helfern.

Auf der Suche nach verstehenden Ansätzen in der Gerontologie stieß ich bald auf die Arbeiten Hartmut Radebolds (1992), Johannes Kipps (1993) und Christel Schachtners (1988) sowie auf gruppendynamische und soziologische Ansätze. Letztere wurden bedeutsam, als ich neben dem Phänomen der Angst in der Arbeit mit alten Menschen auf das Phänomen der Scham stieß. Der Schamaffekt und das Schamgefühl erscheinen mir heute – neben dem Angstphänomen und den durch Verlust hervorgerufenen Trauerphänomenen – zu den bedeutsamsten Gefühlen sowohl des hohen Alters als auch der Pflege zu gehören. Für mich vollzieht sich der Prozeß des Alterns immer mehr im Dreieck von Verlust, Angst und Schamerfahrungen. Mein Eindruck ist, daß Pflegebedürftigkeit, chronische Krankheit und insbesondere Demenz diese Trias verdichten. Scham in bezug auf die Dementen habe ich vor allem sehr stark bei Angehörigen und Helfern, also im Netzwerk Erkrankter, als Phänomen von Übertragung und Gegenübertragung vorgefunden.

Struktur

Das erste Kapitel befaßt sich mit Verlust und Scham als entwicklungspsychologisch bedeutsamen Einflußfaktoren des Alters und des Alterns, insbesondere des hohen, pflegebedürftigen Alters. Dabei bezieht sich das Theorem der Verluste auf die psychoanalytischen Studien von Radebold (1992) zur Psychodynamik und Psychotherapie älterer Menschen. Das Phänomen der Scham bezieht sich auf bzw. ist eine Interpretation des Werkes von Jean Améry (1968) mit dem Titel »Über das Altern«. Für den Philosophen Améry heißt Altern im Wesentlichen, sich selbst fremd zu werden. Das Phänomen der Selbstentfremdung, welches Améry phänomenologisch beschreibt, versuche ich psychoanalytisch neu zu interpretieren. Dabei nehme ich zwei theoretische Modelle zu Hilfe: Eriksons Theorie der »negativen Identität« (vgl. Erikson 1982) und Wurmsers Theorie der Scham (1993). Scham sehe ich als mitverursachend an für das häufig beschriebene Phänomen des Disengagement, des sozialen Rückzugs im Alter.

Daß Schamaffekte nicht vor Pflegenden haltmachen, ist mir durch die heftige Wut aufgefallen,die Pflegende in Supervisionen und Fortbildungen äußern, wenn sie von Vorfällen und Situationen, vom Alltag in der Pflege berichten. Mit diesem Thema befassen sich zwei Kapitel, eines über den Zusammenhang von Angst und Interaktion und ein weiteres, welches sich vor allem als Fallstudie mit einer Arbeit eines Zivildienstleistenden auseinandersetzt.

Einen wichtigen soziologischen Begriff für Vorfälle und Geheimnisse in der Pflege fand ich bei Goffman (1982). Dieser prägt in seinen Forschungen über Interaktionsrituale für einen bestimmten Typus der Interaktion zwischen Pflegebedürftigen und ihren Helfern den Begriff der »Entweihungen«. Entweihungen sind ritualisierte, aber auch unbeabsichtigte Zerstörungen der Selbstrepräsentanzen eines Menschen. Zerstört wird das positive Selbstbild, welches der Pflegebedürftige, aber auch sein Helfer von sich hat, in der Regel mittels Gewalt, Verachtung oder mittels Schmutz. Anstrengung und Streß in der Pflege beinhalten immer auch ursächlich die Gefahr der Entweihung der eigenen Person, in der sich Pflegende, insbesondere Pflegende von Dementen, befinden.

Die Bedeutung des Schamgefühls, aber auch der Angst bei Pflegenden angesichts der von den Pflegebedürftigen erlebten Entweihungen – sei es nun beabsichtigt oder unbeabsichtigt – ist mir in meiner Arbeit an unterschiedlichen Stellen aufgefallen: Im Rahmen einer Weiterbildung zum Thema »Umgang mit Verwirrten«, aber auch im Erfahrungsbericht eines Zivildienstleistenden, den die Wochenzeitung DIE ZEIT veröffentlichte (vgl.: Temsch 1994).

Entweihungen unterliegen dem professionellen Geheimnis. Pflegende sprechen nur in sehr geschütztem Rahmen von ihren Gefühlen, die sie haben, wenn sie Kot zwischen Heizungsrippen hervorholen, aus Steckdosen kratzen oder ihn als »Praline« geschenkt bekommen. Die mit dem Schmutz verbundene Scham macht stumm, und erst die Auflösung des Schamgefühls ermöglicht jenen Prozeß von Wut, Verzweiflung und Trauer, die dann in Gefühle des Mitgefühls und der Empathie übersetzt werden können. Wo dies nicht gelingt, entstehen Sprachlosigkeit und Zorn, Gefühle, die in dauernde Abgrenzung und radikale Kontrolle münden können.

Das Zusammenwirken von Strukturen der Altenhilfe mit Berufskulturen und der inneren Realität der Pflegenden ist von besonderer Bedeutung für den Beratungsprozeß: Die psychologische Tradition der beruflichen Reflexion in der Pflege (Supervision, Fachberatung) sucht Ursache und Hintergrund von Gefühlen in der Pflege meistens in der Lebensgeschichte und im Triebschicksal jedes einzelnen Pflegenden. Helfersyndrom und Burn-out-Syndrom stellen individuelle Verarbeitungsmodi und individuelle Psychodynamik in den Vordergrund. Obwohl die Bedeutung dieser Ansätze nicht geschmälert werden soll, muß das Erkenntnisinteresse darüber hinausweisen; denn es ist schlecht möglich und wenig wünschenswert, die gesamte Berufsgruppe mehr oder minder kollektiv in Therapie und Selbsterfahrung zu schicken: Von Interesse dagegen ist der Zusammenhang von Institution und Gefühl, von institutionalisierten Gefühlen. Mit dieser Fragestellung befaßt sich ein weiteres Kapitel.

Auf der Basis der soziologischen Theorie von Norbert Elias (1976) wird der Zusammenhang von Institution und Gefühl erarbeitet. Institution wird dabei als Figur bzw. Figuration analysiert: Als solche bildet sie eine Gestalt und reicht bis ins Innere der Mitglieder der Institutionen. Die Institution prägt nach dieser Auffassung nicht nur Denken und Überzeugungen ihrer Mitglieder, sondern beeinflußt auch das, was jeder einzelne für sein Allereigenstes hält: Das Fühlen, die eigene innere Welt. Erst wenn wir uns erlauben, die Institution als etwas zu begreifen, das wir in uns aufnehmen, ist es möglich zu verstehen, was der Begriff der professionellen Deformation meint.

Leitend für das theoretische Konzept der Arbeit sind dabei psychoanalytische Erkenntnisse über die Institution als Ganzes, ihre Instanzenhaftigkeit. Ähnlich wie Eltern nicht nur Personen für das Kind sind, sondern Instanzen, so sind auch Institutionen Instanzen für ihre Mitglieder, in der Regel elterliche Instanzen. Leitend ist der Gedanke, daß wir Institutionen ähnliche Gefühle entgegenbringen wie früher unseren Eltern: Abhängigkeitsgefühle, Idealisierungen, Ängste, Verehrungen etc. . . Angeregt durch die Überlegungen Woosters (1993) habe ich versucht, pflegerische und medizinische Institutionen als manisch-depressive Institutionen zu verstehen. Dabei findet sich manische Größe meist im männlichen Teil der Institution z. B. bei Ärzten oder im Kontext der neuen Dienstleistungsdebatte auch bei Managern; dagegen findet sich ein depressiver Teil meist da, wo Frauen arbeiten. Die Spaltung vollzieht sich zwischen den erfolgreichen Fortschrittsproduzenten und Problemlösern, die öffentlich bewundert werden, und den Personen, die den stillen Dienst verrichten, deren Arbeit im Verborgenen geschieht und deren Beiträge und Produktivität unbewußt bleiben.

Aus der Figuration des depressiven Teiles klinischer Institutionen, die alte Menschen versorgen und den ich in Anlehnung an Woosters Kulturkritik an der amerikanischen Gesellschaft ebenfalls als »verlassene Mutter« bezeichnet habe (vgl.: Wooster 1993), ergeben sich Hinweise auf Gefühlsmuster und Regressionskulturen im Altenheim. Während gegenwärtig eine Lösung dieses Problems darin gesehen wird, aus den alten Menschen Kunden zu machen und Pflegende aufzufordern, ihre Bewohner und Patienten einfach als autonome Marktsubjekte zu begreifen, glaube ich an eine andere Perspektive. Diese liegt darin, den Sisyphus-Charakter der Arbeit anzuerkennen und Hilfestellung zu leisten, wenn der Stein den Berg immer wieder hinunterrollt. Das Bild des Sisyphus für die Pflege entnehme ich Siegfried Bernfeld (1925). Sisyphus-Charakter bedeutet für mich, daß Pflege Grenzen hat, die in den Entwicklungstatsachen alter Menschen begründet sind: Gegen das Schließen des Lebenskreislaufes, wie Annemarie Bauer (1994) es ausdrückt, kann niemand anpflegen. Sisyphus in der Pflege bedeutet aber auch, daß die Grenzen in den Rahmenbedingungen, unter denen Pflege stattfindet, zu suchen sind. Und schließlich sind es die inneren Grenzen der Pflegenden, die die Grenzen der Pflege mitbestimmen.

Pflege, insbesondere die Pflege alter, multimorbider und dementer Menschen, möchte ich in dem Feld der Normalisierungsarbeit, der Frauenarbeit und der Sisyphusarbeit verorten. Auch wenn letzterer Begriff wenig wissenschaftsfähig erscheint, beschreibt er die mühevolle pflegerische Arbeit sehr angemessen.

Das vierte Kapitel dieses Buches befaßt sich mit einem Symptom der Pflegenden, mit ihrer Reaktion auf die Pflege. Es geht um das Rauchen in der Pflege. Ich habe versucht, das Rauchen als Antwort der Pflegenden auf die meist unbewußt gehaltenen Ängste und Gefühle in der Pflege zu verstehen, denen die Institution lediglich die Ideologie des »stillen Dienstes« entgegengesetzt hat. Diese Ideologie mündet aus meiner Erfahrung in Aphasie, also in Sprachverlust, und verstärkt das Symptom.

Methode

Diese Arbeit versteht sich in erster Linie als theoretische Reflexion und Interpretation von Fallbeispielen, die ich im Laufe mehrerer Jahre gesammelt habe. Hervorzuheben ist die Aktualität der Beispiele, die zugleich typisch sind für die Konfiguration von Konflikten und für Konstellationen in der Pflege, so wie ich sie in mehreren Jahren Supervision und regelmäßiger Weiterbildung von Pflegekräften erfahren habe. Ich reflektiere also zuallererst meine professionellen Erfahrungen und Beobachtungen, die als Erfahrungen und Beobachtungen zweiter Ordnung verstanden werden können. Damit meine ich, daß ich das Altenheim, die pflegerische Interaktion oder die beschriebenen Konflikte interpretiere, so wie sie sich für meine Supervisanden und Teilnehmerinnen von Fort- und Weiterbildungen dargestellt haben. Ich betrachte also doppelt von außen, denn Fallschilderungen und Berichte sind in gewisser Weise auch von »außen« erzählt. Auf diese Weise werden Dinge sichtbar, die vor allem den Mitgliedern der Institutionen und den Professionellen mit einer Innenperspektive verborgen bleiben.

In der Regel werden die Beispiele aus der Praxis als Fallvignetten vorgestellt und psychoanalytisch interpretiert, wobei es unumgänglich ist, die Theorien und Verständnisse, die den Interpretationen zugrunde liegen, ausführlich vorzustellen. Neben der psychoanalytischen Folie werden ebenfalls soziologische, gerontologische und institutionsanalytische Deutungsmuster aufgeführt. Mit anderen Worten: Ich arbeite vor allem mit Re-Interpretationen; für die Mitglieder der Institutionen, vor allem für die bewohner- und patientennahen Berufsgruppen sind dies bekannte Probleme, die in ein neues Licht gestellt werden.

Supervisionen und Weiterbildungen sind in der Regel »dichte Begegnungen«. Die Dichte entsteht dort, wo die Introspektion, das Hineinhorchen in sich selbst und andere es ermöglichen, Zugang zur inneren Welt eines anderen Menschen, zu seinen Gefühlen und Seelenvorgängen zu erhalten. Ich möchte Supervisionen und Weiterbildungen, letztere wenn sie erfahrungsorientiert z. B. als Training konzipiert sind, als Teilnahme zweiter Ordnung an der interessierenden Praxis verstehen. Sie sind, vor allem wenn sich der Supervisor oder Trainer an der psychoanalytischen Methode orientiert und sich systematisch in die Gefühls- und Lebenswelt der Berichtenden einfühlt, mehr als punktuelle Begegnungen und Erhebungen von beruflichem Wissen. Supervision ist immer auch der Versuch, die Welt mit den Augen der Supervisanden zu sehen, ihren Selbstinterpretationen zu folgen und den Versuch zu unternehmen, das zu verstehen, was sie berührt, aufregt und bewegt. In diesem Zusammenhang betrachtet kommt Supervision dem sehr nahe, was Malinowski (1961) für die teilnehmende Beobachtung aus wissenschaftlichem Interesse benannt hat: Auch der beobachtende Wissenschaftler soll sich bemühen, den ursprünglichen Standpunkt, die Lebensverhältnisse und die Sicht auf die Welt, so wie sie der »Proband« erlebt, zu erkennen.

Die Rückübersetzung des »Materials« in die Sprache und die Rationalität der Wissenschaft, die theoriegeleitete Re-Interpretation, bringt vor allem bei den Praktikern Gefühle der Entfremdung mit sich. Interpretationen bedeuten notwendig, daß nur Teile eines Ganzen herausgehoben und in einen neuen Theoriezusammenhang gestellt werden. In Vorträgen und Diskussionen, in denen ich Teile des vorliegenden Buches vorgestellt habe, war dieses Entfremdungsgefühl bei den Zuhörerinnen und Zuhörern in Form einer Spannung immer wieder aufgetreten. Diese Spannung veränderte sich dann produktiv, wenn die Teilnehmer der Verantstaltungen das Gefühl verloren hatten, die gewonnenen Erkenntnisse sollten dazu verwendet werden, sie zu beschämen und zu kränken oder noch mehr von ihnen zu fordern. Dies ist nicht das Erkenntnisinteresse, welches dieser Arbeit zugrunde liegt, in dieser Weise möchte ich die Fallbeispiele und ihre Interpretationen niemals verwendet wissen. Mir geht es um eine verstehende und entdeckende Beschreibung der Teilnehmerpraxis. Sicherlich kann man den psychoanalytischen Interpretationen weitere hinzufügen und auf diese Weise anders beschreiben und verstehen. Auch dazu ist das Buch gedacht.

Zur praktischen Verwendung

Das Buch soll als Beitrag zur Pflegequalitätssicherung in der Altenpflege und zur Qualitätssicherung in der Altenarbeit im Allgemeinen verstanden werden. Es wendet sich also nicht ausschließlich an Pflegende, sondern auch an SozialarbeiterInnen, SeelsorgerInnen und nicht zuletzt an SupervisorInnen. Angestoßen durch die Dienstleistungsdebatte in der sozialen Arbeit und in sozialen Institutionen, durch Markt- und Kundenorientierung, wird derzeit fast überall an der Qualitätssicherung gearbeitet. Grundlage der Qualitätssicherung in der Pflege sind dabei normative Modelle wie die ISO-Norm 9004 oder auch die kategoriale Einteilung der Qualität in Struktur-, Prozeß- und Ergebnisqualität nach Donabedian (1966, zit. n. Sperl 1994). Verschiedene Definitionen der Qualitätssicherung lassen sich unterscheiden:

Nach der DIN Norm ISO 9004/8402 ist Qualität »die Gesamtheit von Eigenschaften und Merkmalen eines Produktes oder einer Dienstleistung, die sich auf deren Eignung zur Erfüllung festgelegter oder vorausgesetzter Erfordernisse beziehen«. Donabedian (1966, zit. n. Sperl 1994) definiert Qualität als Grad der Übereinstimmung zwischen den Zielen des Gesundheitswesens und der wirklich geleisteten Pflege. Die Pflegewissenschaftlerin Schiemann (n. Frigger 1996) nennt Pflegequalitätssicherung im Sinne eines kybernetischen Modells den Vorgang des Beschreibens von Zielen in Form von Pflegestandards und Kriterien, das Messen des tatsächlichen Pflegeniveaus und, falls erforderlich, das Festlegen und Evaluieren von Maßnahmen zur Modifizierung der Pflegepraxis. Die Gesundheitswissenschaftlerinnen Garms-Homolova und Schaeffer (1992) sagen: »Pflegequalität ergibt sich aus der Übereinstimmung zwischen den Erwartungen hinsichtlich der Leistung und der tatsächlichen erbrachten Leistungen.« Und schließlich versuchen Harris, Klie und Ramin (1995), den Qualitätsbegriff in der Altenpflege über die universalethische Norm der Menschenwürde zu konstituieren.

Die recht unterschiedlichen Zugänge und Definitionen, was Qualität in der Pflege ist und sein könnte, zeigen, daß zum einen instrumentelle Kriterien mit ethischen Normen verschränkt werden, zum anderen die gegenwärtige Qualitätssicherungsdiskussion von instrumentellen Ansätzen wie der ISO-Norm oder auch dem kybernetischen Modell dominiert werden. Pflege erscheint hier als ein Expertenhandeln im Rahmen einer Subjekt-Objekt-Beziehung. Es ist für mich kein Zufall, daß ausgerechnet die über die Altenpflege forschenden und lehrenden Wissenschaftler wie z. B. Garms-Homolova und Schaeffer (1992) den subjektiven Faktor einbringen, bzw. wie Harris, Klie und Ramin den Qualitätsbegriff stärker ethisch bestimmen wollen.

In der gesamten Qualtitätsdiskussion ist unterbelichtet, um welchen Handlungstypus es sich bei der Pflege handeln soll. Ist Pflege ein ausschließlich auf Erfolg gerichtetes, instrumentelles Handeln oder ein auf Verständigung und Ich-Stärkung gerichtetes Handeln, welches ethisch begründet ist, oder eine Kombination aus beidem? In erster Linie sind Struktur-, Ergebnis- undProzeßqualität jedoch funktional zu verstehen, d. h. die expressiven und ästhetischen Aspekte der Pflege werden ausgeblendet.

Insbesondere bei einem ethisch begründeten Pflegeverständnis, wie der sog. Ganzheitlichen Pflege, die den Patienten weniger als Empfänger pflegerischer Leistungen denn als Person ansieht, spielen Gefühle in der Pflege und Pflege als moralisches und expressives Handeln eine zentrale Rolle. Pflegende sind hier nicht nur Experten, sondern Begleiter. In diesem Rahmen werden Kompetenzen notwendig, die über handwerkliche und fachliche Qualifikationen hinausgehen. Nicht mehr ein Subjekt-Objekt-Arrangement mit dem Ziel der Herbeiführung eines wie auch immer begründeten Idealzustandes beim anderen ist bedeutsam; es geht auch nicht darum, Patienten und Bewohner effektiv umzumodellieren. Vielmehr besteht Pflege auf der Basis eines ethisch begründeten Verständnisses in erster Linie in der humanen und reziproken Gestaltung einer Beziehung: sie ist Subjekt-Subjekt-Interaktion.

Gefühle in der Pflege wie Angst, Scham, aber auch Wut, Aggression, Verzweiflung werden in diesem Verständnis nicht mehr als ein bedauernswerter Unfall oder peinlicher Irrtum einer ansonsten von menschlichen Affekten bereinigten Beziehung begriffen. Sie sind vielmehr Wegweiser und Arbeitsmittel. Allerdings möchte ich die Mitteilung von Gefühlen nicht verstanden wissen als Aufforderung zur umstandlosen Authenzität, wie ich sie immer wieder antreffe. Die umstandlose Kommunikation von Gefühlen wie Ekel, Aggression, Unlust etc. dient eher der Beschämung der Patienten und hebt den Subjekt-Objekt-Charakter der Beziehung nicht auf. Die Kommunikation von Gefühlen in der Pflege bedarf folglich also der Kultivierung. Dazu bedarf es der Entwicklung von Formen der Qualitätssicherung, die über eine bürokratische Kontrolle hinausgehen. Eine Basis hierfür sind Institutionalisierungen von Selbstreflexionen und Selbstkontrolle wie die kollegiale Beratung, interne Qualitätszirkel, Supervision, berufs- und institutionsübergreifende Kooperationsformen etc. Für diese Fragestellungen und Probleme soll das Buch eine Hilfestellung sein.

Dieses Buch hätte, wie wohl die meisten Bücher, nicht geschrieben werden können ohne die Mitarbeit, die Unterstützung, die kollegiale Kritik und das hohe Interesse von Kolleginnen und Kollegen, Freunden und Freundinnen, Studentinnen und Studenten. Ich danke an dieser Stelle herzlich meiner Kollegin Prof. Dr. Annemarie Bauer für ihre Anregungen, Prof. Dr. Heinrich Bauer für die schwere Arbeit des Korrekturlesens und seine wichtigen Hinweise, Prof. Dr. Micha Brumlich und meinem Kollegen Sigmar Fischer, die sich die Mühe gemacht haben, den Text zu lesen, Martin Arnold, der bei der Erstellung des Manuskriptes behilflich war und Hermann Löffler vom Mabuse-Verlag. Mathilde Wächter danke ich für die verantwortungsvolle gründliche abschließende Bearbeitung

Nicht zuletzt gilt mein Dank den vielen Weiterbildungsteilnehmerinnen und -teilnehmern, Supervisanden und Ausbildungskandidaten, die mir über viele fachliche Diskussionen und die eindrucksvollen Schilderungen ihres Alltages einen Einblick in das emotionale Geschehen der Pflegebeziehung und die Interaktionsstrukturen der stationären Pflege gegeben haben.

Widmen möchte ich diese Arbeit meiner verstorbenen Schwiegermutter Gertrud Lienker, die mir mit ihren heftigen Gefühlen und Reaktionen zum ersten Mal zeigte, wie sehr die Vorstellung von Pflegebedürftigkeit bei alten Menschen mit Scham assoziiert ist.

Essen und Erfurt im Januar 1998

Verlust und Scham: Bausteine einer verstehenden Gerontologie

Alltägliche und historische Sichtweisen des Alters: Das Altersbild

In seinen Arbeiten über die Stellung des alten Menschen in früheren Gesellschaften spricht der Historiker Peter Borscheid (1993) von Alterskonjunkturen, von einem Auf und Ab des Altenstatus, von Phasen der Verehrung und Phasen der Verachtung der Alten in der Geschichte. Borscheid knüpft hier an die Soziologen Karl Mannheim und Norbert Elias an, die beide von einer Gestalthaftigkeit der Generationenbeziehungen ausgehen und davon, daß das Problem des Generationenverhältnisses sich in jeder Generation erneut stellt. Die Generationen bilden Figuren oder, wie Norbert Elias es ausdrückt, Figurationen, die in jeder historischen Epoche einmalig sind. Diese Denkweisen wenden sich gegen solche Annahmen und Ansätze, die die Stellung des alten Menschen pauschal aus bestimmten gesellschaftlichen Verhältnissen ableiten wollen.

Borscheid untersucht das gesellschaftliche Ansehen des Alters, festgemacht am Prestige, welches eine Altersgruppe in einer Epoche genießt. Der Phase der besonderen Altersverachtung, z. B. in der frühen Neuzeit, stellt er Phasen der Altersverehrung, insbesondere das 19. Jahrhundert, entgegen. Gerade dieses Jahrhundert, das als Zivilisationsschub, als allgemeiner Prozeß der Versittlichung beschrieben wird, gilt als eine Phase, von der auch die Alten profitiert haben. Der Greis trat vor allem in der Kunst und den zeitgenössischen Schriften nicht mehr als Zittergestalt, auch nicht als Träger von Tod und Verfall bzw. Symbol der Trennung und Endlichkeit auf, sondern als moralisches Vorbild. Er war zudem eingebettet in ein reiches Netz familialer Beziehungen – so sagt es jedenfalls das Altersbild.

Allerdings war das Ansehen des einzelnen sehr stark davon abhängig, inwieweit er dem biedermeierlichen Bild des Alten als Hüter der Moral auch entsprach, d. h. inwieweit er die anarchistischen, die unwürdigen

Seiten seiner Person verdrängte und kontrollierte und damit auch auf das verzichtete, was Rosenmayr (1983) für die gegenwärtige Altengeneration »die späte Freiheit« genannt hat. Interessant erscheint aber, daß die Alten immer wieder Symbolträger und Repräsentanten bestimmter kollektiver Ängste und ihrer Bewältigungsstrategien bzw. -mechanismen sind. Die Verteufelung und Verfolgung ihrer Andersartigkeit geht zurück auf Deutungen, die von einer Gleichsetzung des Alters mit dem Bösen, dem Dämonischen und dem Schuldigen ausgehen. Die Achtung gegenüber den Alten geht einher mit einem gesellschaftlichen Fortschritt, der Krankheit, Tod und Alter durch rationale Lebensführung bewältigt und kontrolliert.

Borscheids Arbeiten zeigen für die Pflegewissenschaft und die soziale Arbeit zwei bedeutende Dinge auf: Zum einen ist es ein Tatbestand, daß Generationen in Spannungen zueinander stehen, zum anderen sind alte Menschen verletzbar und verletzlich, um so mehr sie abhängig sind von anderen Generationen. Der Spannungszustand ergibt sich durch einen gemeinsamen historischen Erfahrungszusammenhang, der die Generationen konstituiert.

Im Prozeß der allgemeinen Versittlichung im Laufe des letzten Jahrhunderts, vom Soziologen Max Weber als Rationalisierung beschrieben, teilten die Alten das Schicksal der Frauen. Sie wurden, einhergehend mit einer gewissen Verehrung, aus dem öffentlichen Raum in die Idylle der Gartenlaubenfamilie versetzt. Dort konnten sie von den Jungen verehrt und verklärt werden. Voraussetzung der Altersverehrung war allerdings auch, daß die Alten ihre Ressourcen und Güter nicht für sich selbst verbrauchten, daß Vergnügungen und Zerstreuungen ihnen wenig bedeuteten, daß sie vor allem das Wohl ihrer Familie und Nachkommen im Auge hatten und daß sie ihren Besitz vererbten. Die Entpflichtung von Verantwortung galt demnach nur teilweise; Achtung war geknüpft an einen engen Kodex von Normen und Werten der Bedürfnislosigkeit, dem die Alten zu entsprechen hatten und deren Nichtbeachtung mit Verachtung bestraft wurde.

Der Prozeß der allgemeinen Versittlichung brachte geordnete Altersbilder auf, die es erlaubten, das Leben als eine sinnhaft geordnete Abfolge von Stufen zu betrachten, die als universell und gesetzmäßig galten. Der Lebenslauf institutionalisierte sich und mit ihm eine spezielle soziale Zeit, die vorgibt, in welchem Lebensabschnitt Ereignisse in unser Leben treten sollen. Der Psychoanalytiker Hartmut Radebold (1992) macht darauf aufmerksam, daß diese Bilder bis heute die Auffassung vom Alter prägen und auch wissenschaftlich wenig korrigiert werden. Inhalte dieser Auffassung sind quasi gesetzmäßige Entwicklungen von Werden und Vergehen oder das Durchschreiten von Stufen mit bestimmten Zielen wie Weisheit oder Reife. Der Lebenslauf gilt seit der Epoche der Rationalisierung und Versittlichung als Entwicklungsaufgabe und ist auch derzeit mit Begriffen wie »lebenslanges Lernen« besetzt. Immer wieder wird das Alter als ein Niedergang von einem Höhepunkt beschrieben. Die Herausforderung, die das Alter an den einzelnen stellt, besteht nun darin, diesen Niedergang möglichst zu bewältigen, d. h. die Umwelt nicht mit Angst und Anarchie zu stören.

Heute verlangt die Umwelt vom einzelnen alten Menschen, daß er die zur Bewältigung seines Alters notwendigen Kräfte selbst aufbringt und gleichzeitig die mit seinem Alterungsprozeß einhergehenden Spannungen und Konflikte für sich behält. Wir können dies als Konsequenz eines Prozesses begreifen, den die Soziologie als Individualisierung beschrieben hat. Propagiert wird gegenwärtig, daß das Alter nicht nur ein eigener Lebensabschnitt von enorm vielen Jahren ist und hierfür Lebensmuster und Bewältigungsstrategien zu entwickeln sind. Alter begründet gleichzeitig eine eigene Lebensweise. Entwickelt hat sich die Vorstellung von einer eigenen Kultur des Alterns. Diese Vorstellung von einer eigenen Kultur des Alterns und des Alters verbreitert die Generationenschere und sorgt für die derzeitigen beachtlichen Spannungen. Es muß geprüft werden, ob dieses Lösungsmuster, von den Alten die Entwicklung einer eigenen Lebensweise zu fordern, für die Zukunft nicht selbst zum Problem wird.

Anmerkungen zum Altersbild

Das biedermeierliche, romantische, verklärende Altersbild kann als Familialisierung des Alters verstanden werden. Die Einstellung lautet: Alles, was der alte Mensch benötigt, bekommt er im Schoß seiner Familie. Die Familie wird der Container, in dem sich das Problem des Alters für die Gesellschaft auflöst und verschwindet.

In der zweiten Hälfte dieses Jahrhunderts verschwindet die Familialisierung des Alters zunehmend aus dem Altersbild und macht einer individualisierten Sichtweise Platz. »Man ist so alt, wie man sich fühlt« und »Alter ist, was der einzelne daraus macht«, sind Stichworte und alltägliche

Bewältigungsversuche des eigenen Alterns. Altern wird als persönliches und individuelles Problem begriffen. In gewisser Weise suggeriert das individualisierte Altersbild, daß es möglich ist, der Zuweisung zu der Gruppe der Alten durch ein individuelles Fenster zu entkommen.

Die Gerontologie, insbesondere die Interventionsgerontologie hat sich an dieser Konstruktion eines individuellen Fensters aus dem Altersdilemma beteiligt, vor allem indem sie behauptet hat, es handele sich beim Problem des Alters um die Übernahme eines negativen Altersstereotyps. Der alte Mensch sähe sich deshalb negativ, weil er lerne, sich so zu sehen, wie die Jungen ihn definierten. Die Ablehnung eines negativen Altersstereotyps avancierte zur speziellen Entwicklungsaufgabe für den einzelnen alten Menschen. So paradox es klingt, verlangt das gegenwärtige Altersbild vom alten Menschen zunehmend, sich nicht alt zu fühlen und dadurch dem Klischee des Alten möglichst wenig zu entsprechen. Dies ist ein *double-bind* oder eine Beziehungsfalle, weil man anders sein muß als die anderen Alten. Man muß sich von ihnen unterscheiden. Man muß es den Jungen nachmachen. Im Sinne der soziologischen Theorie der Identität ist hier die Allgemeinheit der Person nicht mehr gesichert; das Gefühl »Ich bin wie alle anderen auch, ich bin ein ganz normaler Mensch«, wird im Alter gefährlich.

Neben dem individuellen Fenster: »Man ist so alt, wie man sich fühlt« gibt es eine kollektive Antwort auf das gesellschaftliche Problem des Alters. Sie lautet: »Alter ist eine eigene Kultur.« Auszumachen sind eine Fülle von gesellschaftlichen Veränderungen auf der Ebene des Altersleitbildes, die die Gleichwertigkeit und die Entfamilisierung des Alters betonen. Das Alter ist nicht mehr ein Niedergang oder eine Zeit des Ablaufens der Lebensuhr, es wird verstanden als Phase der Entschädigung für ein entbehrungsreiches Leben oder auch als Phase der Belohnung für die geleistete Lebensarbeit. Alter heißt in diesem Sinn auch Genuß und Ernte.

Allerdings wird auch hierzu angemerkt, daß die Konsequenzen dieses Altersleitbildes widersprüchlich sind. Besonders Theologen, Ärzte und Sozialarbeiter befürchten, daß mit dieser Entwicklung ganze Dimensionen menschlicher Existenz schlicht unbewußt gemacht werden. So spricht Dörner (1994) vom modernen Projekt der leidensfreien Gesellschaft. Krankheit, Tod und Verfall werden genauso wie eine entwickelte Kultur des Abschieds aus dem sozialen Raum verbannt beziehungsweise verlernt. Auf der anderen Seite gilt, daß alte Menschen sich in dem Maße, wie sie dieses Leitbild leben, unbeliebt machen. »Sie leben immer länger, doch wer soll das bezahlen?«, fragt das *Manager Magazin* im Juli 1996. »Generationen im Clinch« oder »Jung gegen Alt« – die Presse ist gegenwärtig voll von solchen Schlagzeilen. Auf der einen Seite werden alte Menschen motiviert, mehr am Konsum teilzunehmen, auf der anderen Seite wird ihr Verbrauch als Plünderung der Sozialsysteme diskreditiert. Dies ist das zweite Paradoxon des modernen Altersbildes.

Das dritte Paradoxon liegt in der Generationenbeziehung, in der Einstellung der alten Menschen zu ihrer Familie, vor allem zu ihren Kindern und Enkelkindern. Die Liebe zur nächsten Generation, die Freude am Aufwachsen von Kindern zeigt, entwicklungspsychologisch betrachtet, die Bewältigung einer Entwicklungsaufgabe an. Die Endlichkeit des eigenen Daseins, so Erikson (1982), wird akzeptiert, ohne die Liebe zum Leben zu verlieren. Allerdings scheint diese Liebe gegenwärtig auf wenig Gegenliebe zu stoßen, und sie ist selbst diskriminiert. Stattdessen gilt die Regel der Generationentrennung. Man fällt sich nicht zur Last. Heute sind nur noch wenige Haushalte Mehrgenerationenhaushalte, wobei diejenigen, die diese Lebensform wählen, genauso unsicher sind wie diejenigen, die sich für eine individuelle Lebensform entscheiden. Maßgeblich für diese Entwicklung sind Gründe, die sich auf die Familie als Gefühlsgemeinschaft beziehen. Wegen des Gefühlskontaktes zu den Kindern, den sich alte Menschen wünschen, sollen die Familienbeziehungen nicht belastet werden. Die Formel lautet nicht nur »Intimität auf Abstand«, sondern auch »Entlastung gegen Liebe«. Belastung bedeutet dagegen Scham.

Auch wenn die Familisierung ideologisch in den Hintergrund geraten ist, bleibt die Familie Hintergrundinstanz in dem Maße, wie das Alter problematisch wird. Wo Krankheit und Pflegebedürftigkeit Grenzen einer konsumorientierten und individualisierten Lebensweise aufzeigen, wird die Leistung der Familie moralisch eingeklagt. Dies soll als drittes Paradoxon im Altersleitbild bezeichnet werden.

Seit Beginn der 90er Jahre werden – trotz der eigenen Kultur des Alters – die problembezogenen und problematisierenden Sichtweisen und Szenarien des Alters wieder hörbarer. Stichworte hierfür waren zunächst Meldungen der Demographen, die von »Alterslast«, »Rentenberg« und »ergrauter Gesellschaft« sprachen. Das Altersbild wird durch historisch junge Phänomene, wie Hochaltrigkeit und Langlebigkeit in sich noch einmal widersprüchlich, und das Alter selbst scheint sich zu polarisieren. Diese Phänomene sind von Gerhard Naegele (1995) beschrieben worden:

- Das Alter verjüngt sich. Insbesondere die Arbeitslosigkeit von älteren Arbeitnehmern zieht nach sich, daß deren Alter teilweise schon in der Lebensmitte beginnt, da ihre Reintegration ins Erwerbsleben durch die Massenarbeitslosigkeit unwahrscheinlich ist.
- Das Alter feminisiert und singularisiert sich.Traditionelle Normen und Werte in Bezug auf das Heiratsverhalten, aber auch die höhere Lebenserwartung von Frauen münden in einen Frauenüberhang, der kohortenspezifisch durch Kriegerwitwen noch verstärkt wird. Da Alter eine Aufschichtung von sozialen Ungleichheiten bedeutet, sind es gerade die Frauen, deren materielle und soziale Situation vergleichsweise ungünstig ist. Zu diesen ungünstigen Merkmalen gehört auch die Vereinzelung.
- Das Alter verdoppelt sich, d. h. überwunden geglaubte Phänomene wie Hochaltrigkeit, verbunden mit Krankheit, Pflegebedürftigkeit und Traumatisierung, werden bedeutsam.

Dies bedeutet, daß die Altersphase selbst differenziert betrachtet werden muß. Sie erweitert und differenziert sich zum einen intern; zum anderen aber ist Altern keine einheitliche Lebenslage, sondern geprägt durch eine Vielfalt von sehr unterschiedlichen Lebenslagen. Das Zusammenprallen gesellschaftlicher Modernisierungsprozesse im Sinne der Entstandardisierung von Biografien auch im Alter und das Aufrechterhalten des Ruhestandes als Institution werfen Fragen nach Sinn, nach Leitbildern und nach dem Platz auf, den alte Menschen in der Gesellschaft einnehmen sollen und wollen. Auf all diese Fragen reagiert die Gesellschaft, reagieren Institutionen gegenwärtig unsicher und diffus, wenn nicht gar überfordert oder mit latenter Altenfeindlichkeit. Gesellschaftliche Lösungen der Altersproblematik werden zwar im einzelnen bearbeitet, wie z. B. das Thema Altersteilzeitarbeit, oder auch die Pflegeversicherung; ein einheitliches Leitbild und eine einheitliche Politik lassen sich hier jedoch nicht erkennen.

Es muß damit gerechnet werden, daß Hochaltrigkeit und Langlebigkeit bei den Personen zu neuen Bedürfnissen und zu neuen Identitäten führen, die dem Leitbild der »eigenen Kultur des Alters«, der »Intimität auf Abstand« oder gar dem »Unruhestand« widersprechen. Relevant dürften wieder solche Einsichten und Verständnisse über das Altern werden, die anerkennen, daß Altsein auf der Ebene der Identität bedeutet, traumatisiert zu sein; d. h. durch das hohe, lange und pflegebedürftige Alter werden der Person immer mehr Spannungen zugemutet, und es wird immer schwieriger für sie, biografische Kontinuität herzustellen. Für diese Realität geben die Altersleitbilder der Individualisierung und der Aktivität kaum Hilfestellungen. Ein Blick in die Pflege-Praxis soll dies verdeutlichen:

> Frau M.:
> »Frau M. wohnt in einem Dreibettzimmer im Erdgeschoß eines Alten- und Pflegeheimes. Sie stammt aus einer Arbeiterfamilie. 1992 ging sie, 82 Jahre alt, auf eigenen Wunsch ins Altenheim, um ihren Kindern nicht zur Last zu fallen. Aus einer geschiedenen Ehe hat sie einen Sohn und zwei Töchter. Sie selbst wie auch die beiden Töchter haben keinen Beruf erlernt. Der Sohn war Berufssoldat. . . Trotz eigenem Telefon hat sie zu allen nur wenig Kontakt. Frau M. war bis 1994 sehr rege. Über Tageszeitungen, Radio und Fernseher war sie stets informiert. Sie war örtlich, zeitlich, situtativ und zur eigenen Person orientiert. Kurz- und Langzeitgedächtnis waren intakt. Körperlich behinderte sie eine Arthrose in beiden Knien, weshalb sie ihr Zimmer nur selten verließ. Im Juli 1994 wurde sie wegen starker Kreislaufbeschwerden ins Krankenhaus eingewiesen und im August wurde sie mit der Diagnose Altersdiabetes entlassen. Frau M. bekam keine Medikamente, nur eine Diabetesdiät. Nach ihrem Krankenhausaufenthalt war Frau M. zeitweise sehr stark verwirrt. Sie wurde inkontinent und wäre am liebsten im Bett geblieben. Das Telefon wurde von den Kindern abgemeldet, Besuch kam nur noch sehr selten (Schumann 1996).

In der Pflegeanalyse erzählt die Autorin nun weiter von Frau M. und beschreibt deren Weigerung, morgens aufzustehen. Die Mahlzeiten, der Fernseher, die kleinen Schlafperioden zwischen den Mahlzeiten strukturieren den Tag. Vom Pflegepersonal wird dies gewährt, gleichzeitig aber nicht hinterfragt. Im Sinne eines Dienstleistungsverständnisses gehen die Beschäftigten routiniert und höflich ihrer Arbeit nach:

> »Christel, eine Reinigungskraft kommt ins Zimmer. Beide begrüßen sich freundlich. Während sie das Waschbecken reinigt, schaltet Frau M. den Fernseher ab: Sie möchte sich mit Christel unterhalten. Frau

> M. erzählt von ihrer Arbeit bei dem englischen Offizier. Wie gründlich sie dort immer das Silber putzen mußte und von den großen Festen, die oft gefeiert wurden. Plötzlich wird sie sehr nachdenklich. Langsam erzählt sie weiter: ›Die Offiziersfrau hat mir damals oft Lebensmittel, Obst und Kleidung für meine Kindern zugesteckt. Sonst hätte ich es allein nicht geschafft, meine Kinder großzuziehen.‹ Ein langer Seufzer, und das Thema ist erledigt« (Schumann 1996).

Systematisiert man an der Geschichte von Frau M. das Auffällige, so zeigt sich folgende Struktur:

1. Sie geht ins Heim, um ihren Kindern nicht zur Last zu fallen.
2. Die Kinder kommen kaum, um die Mutter zu besuchen.
3. Das Telefon wird abgemeldet, als der Gesundheitszustand sich verschlechtert.
4. Der Krankenhausaufenthalt wird zum biografischen Wendepunkt, wobei die Krankheit selbst im Dunkeln bleibt. Es kann aber die Hypothese aufgestellt werden, daß die Inkontinenz wie auch die Verwirrtheit unter dem Einfluß starker Angstzustände im Krankenhaus aufgetaucht sind. Angst ist in der Regel verknüpft mit der Erfahrung abgrundtiefer Verlassenheit.
5. Als Frau M. spricht, spricht sie von der Schwierigkeit, allein, als Geschiedene, ihre Kinder großgezogen zu haben, und daß dies nur mit Unterstützung in Form von Naturalien der Arbeitgeberin ging.

Und schließlich: Das demonstrative Im-Bett-liegen-bleiben von Frau M. trägt auch den Charakter des Wartens auf die Angehörigen und der verdeckten Appelle. Mit ihren Überlegungen zu ihrer Biografie gibt sie Einblick in eine Lebenslage und in ihre spezifische, historische Zeit. Alter zeigt sich als Trauma des Vergessenwerdens und des Verlassenseins. Die Pflegeanalyse zeigt das Alter jenseits von Aktivität, von Individualisierung und sozialem Kapital. Aktivität, Rehabilitation und Anstrengung werden für eine Reihe alter Menschen, vorwiegend Frauen, sinnlos, wenn sie nicht in Beziehungen eingebettet sind. Frau M. hat seit ihrem Krankenhausaufenthalt verschiedene Traumatisierungen durchlebt, die jedoch im Dunkeln liegen und sich vor allem über Symptome wie Inkontinenz ausdrücken.

Merkwürdig erscheint auch das Verhalten der Angehörigen, die das Telefon ausgerechnet dann abmelden, wenn sie als Bezugspersonen besonders gebraucht werden, so daß zumindest telefonische Kommunikation anstelle von Besuchen treten könnte.

In diesem Zusammenhang soll auf eine Untersuchung von Stosberg (1985) verwiesen werden. Stosberg bezweifelt die Reziprozität der These von der Intimität auf Abstand. Diese gerontologische These, Anfang der 60er Jahre entwickelt, besagt, daß alte Menschen es vorziehen, allein in ihrem Haushalt und selbständig zu leben. Die Trennung der Generationen wurde nicht nur von den Jüngeren, sondern auch von den Älteren gewünscht. Gerade die Alten erhofften sich durch eigenständige Lebensformen nicht nur mehr Freiheit in Bezug auf ihren persönlichen Lebensstil, sie erhofften sich auch innere und innige Beziehungen zu den Jungen, indem sie verzichteten. In gewisser Weise bedeutet die These von der Intimität auf Abstand ein Tauschgeschäft der Generationen: Die Alten verzichteten auf die Einhaltung der Ethik des Vierten Gebotes und erwarteten dafür die emotionale Integration in die Familien der Jungen.

Stosbergs These lautet, daß alte Menschen, die ins Heim gehen, um ihren Kindern nicht zur Last zu fallen, sich damit eben nicht die Gefühlsbeziehungen sichern, die sie so dringend erhoffen. Die normative Lokkerung der Generationenbindung, also des Vierten Gebotes, scheint nicht in mehr Liebe bei gleichzeitiger Unabhängigkeit zu münden; vielmehr ist Pluralisierung der Generationenbeziehungen abzusehen, ein Nebeneinander verschiedenster Lebensformen – aber eben auch eine Zunahme von negativen Gefühlen wie »später Rache«, Auskosten von Überlegenheitsgefühlen oder auch »Selbstheilung durch Haß«.

Der Strukturwandel des Alters zeigt u. a. Grenzen einer rein auf Individualisierung angelegten Alterspolitik, und er verdeckt mit seiner liberalen und humanistischen Ethik einen Konflikt, der am Fall von Frau M. aufscheint. Es zeigt sich, daß die Familie – auch wenn sie sich als rechtliche und als soziale Institution wie im Fall von Frau M. aufgelöst hat – in der inneren Welt alter Menschen bedeutend bleibt. Ein ausschließlich sozialpolitisch geprägter und motivierter Familienbegriff, der Rechte und Pflichten festlegt, vernachlässigt die inneren Bedeutungen, auf die es im vorliegenden Fall ankommt. Es scheinen Konflikte in dieser Familie auf, die vielfältig sein können und mehrere Generationen betreffen. So ist es möglich, daß die Kinder von Frau M. mit dem Verfall, mit dem Alter, mit Krankheit und Tod nicht umgehen können und deshalb den Kontakt zu ihrer Mutter meiden. Möglich sind aber auch Familienkonflikte, die nicht gelöst wurden und lange zurückliegen. Erwachsene, die sich als Kinder emotional unterversorgt fühlten, geben ihre Erfahrungen weiter. Kinder, die sich für die niedrige Herkunft ihrer Eltern, für die Einfachheit ihrer Elternhäuser schämen, meiden den Kontakt zu den Eltern, denen man ihre einfachen Lebensverhältnisse und ihre Schlichtheit anmerkt. Generationentrennungen können viele Ursachen haben. Es scheint mir aber wichtig, die psychodynamischen Sichtweisen und eine Orientierung an den Lebensverhältnissen und Lebenszusammenhängen gegenüber einer Propagierung der neuen Kultur des Alters oder des modernen Alters nicht zu vernachlässigen.

Der Beitrag der Psychoanalyse

Wer heute Defizite und Probleme der gerontologischen Theoriebildung, der Gerontopsychologie und der psychotherapeutischen Versorgung alter Menschen anführt, begründet diese Defizite gern mit Freud und seinem negativen Bild des Alters. Die Möglichkeiten und Bedeutungen der Psychoanalyse für die Gerontologie und die Altenhilfe scheinen mit diesen Hinweisen erschöpft zu sein. Psychoanalyse spielt eine zu vernachlässigende Rolle in der Gerontologie und wird entsprechend vernachlässigt. Mit dem Theorem des Strukturwandels des Alters (vgl.: Naegele 1995), d. h. mit dem Wiedererscheinen eines sog. negativen Alters, mit den Phänomenen der Multimorbidität und der gerontopsychiatrischen Erkrankungen, gerade in der Kohorte der Hochaltrigen, werden derzeit jedoch wieder Verstehenszugänge auf der Basis von Einfühlung und Übersetzungsmöglichkeiten vor allem der sog. pathologischen Vorgänge des Alters wichtiger. Die Psychoanalyse wird hier in Verbindung mit soziologischen Erkenntnissen und institutionsanalytischem Wissen erneut bedeutsam. Auch die Auffassung Freuds, Altern sei eine Verdichtung von Regressionsvorgängen, erhält wieder eine größere Bedeutung angesichts des »negativen« Alters, so wie Naegele (1995) es in der Kombination der Risiken Vereinzelung, Verarmung und Erkrankung bzw. Pflegebedürftigkeit beschreibt.

Von zentraler Bedeutung für eine psychoanalytische Theorie des Alterns ist die Freudsche Auffassung über die Zeitlosigkeit des Unbewußten, die im folgenden näher erläutert wird. Im »Es«, schreibt Freud, findet sich nichts, was der Zeitvorstellung entspricht, also keine Veränderung des seelischen Vorganges durch den Zeitablauf (GW 1932,15, S. 80f, vgl.: Radebold 1992). Die Wünsche, aber auch die Konflikte bleiben also lebendig, oder besser: Sie bleiben unsterblich. Liebe, Eifersucht, Neid, sexuelles Begehren nehmen gar nicht oder in viel geringerem Umfang ab, als es das Alltagsbewußtsein suggeriert. Aus triebtheoretischer Perspektive sind die Spannungen zwischen den Wünschen des Es und der Wunscherfüllung im Alter größer, weil die realen Chancen der Erfüllung von Wünschen und Befriedigung von Bedürfnissen geringer werden. Die Bildung einer Partnerschaft und Lebensgemeinschaft ist schwieriger, weil hierfür weniger geeignete Objekte zur Verfügung stehen. Partnerschaften sind anfälliger für Verluste, die dann unwiederbringlich und endgültig sind. Wunscherfüllung bedeutet in der Regel größere Strapazen oder ist riskanter. Gleichzeitig bleiben die Wunschproduktion und die Struktur der Bedürfnisse, die nach Befriedigung drängen, erhalten.

Eine beeindruckende und sehr schöne Schilderung dieser Zeitlosigkeit des Unbewußten hat der Psychoanalytiker Martin Grotjahn (1979) aufgeschrieben. Es handelt sich um den Traum einer 70jährigen Patientin:

> »Ich ging mit Ihnen in meinen Garten, dorthin wo die Erdbeeren wachsen. Sie und ich pflückten die schönsten Erdbeeren. Sie waren groß, saftig, rot, gerade reif und warteten darauf, gepflückt zu werden. Wir bewunderten sie und pflückten jede einzeln, betrachteten sie und wickelten jede einzeln in weißes Seidenpapier. Dann legten wir sie in eine kleine Schachtel, um sie später zu essen« (Grotjahn 1979, S. 79)

Der Realität dieser »Erdbeeren« stehen nun Haltungen in der Gesellschaft gegenüber, die, wie beschrieben, die Achtung der Alten von ihrem Verzicht auf Sexualität abhängig machen. Dabei hat es Prozesse der Liberalisierung und Enttabuisierung der Alterssexualität durchaus gegeben. Sie beschränken sich jedoch auf das Bild des romantischen alten Paares. In gewisser Weise hat eine Polarisierung stattgefunden: Von den Jungen wird Alterssexualität als Anzeichen der immerwährenden Leistungskraft dann akzeptiert, wenn das alte Paar dem Bild des jungen Liebespaares entspricht, d. h. die Haltung der Gesellschaft ist gespalten.

Fallvignetten:

Während eines stationsübergreifenden Gruppensupervisionsprozesses werde ich auf eine besondere Liebe zwischen einem Heimbewohner und der Tochter einer Heimbewohnerin hingewiesen. Diesem Paar gilt die gesamte Zuwendung der Gruppe und, wie ich dann später feststelle, die Zuwendung der Institution. Einmal bringt ein Mitarbeiter seine Videokamera mit, um mir einen Film zu zeigen, den er während der Weihnachtsfeier gedreht hatte. Im Mittelpunkt stand das Liebespaar. Dieser Pfleger wollte sogar seine Abschlußarbeit im Rahmen einer Weiterqualifikation zum Thema »Sexualität im Alter« schreiben, weil er von diesem Paar so begeistert war.
Aber: Eine Ärztin, die mehrere Alten- und Pflegeheime betreut, zeichnet ein anderes Bild der Alterssexualität in ihrem Tätigkeitsfeld. Diese Ärztin berichtet von der panischen Empörung des Pflegepersonals angesichts der Verliebtheit eines ca. 60jährigen dementen Mannes und einer fast 90jährigen inkontinenten Frau, die ihr sexuelles Interesse nicht verbergen, sich im Tagesraum oder auf dem Flur küssen, streicheln und ausziehen – nicht zuletzt, weil beide im Mehrbettzimmer leben. Bei den sexuellen Handlungen der beiden kommt es dazu, daß beide Kot und Urin ausscheiden.
Und: Anläßlich einer Tagung über Dienstleistungskonzepte im Altenheim entwickelt sich in der Gruppe der Tagungsteilnehmer ein heftiger Disput über die Standards der Hotel- und Serviceleistungen. Kontrovers diskutiert werden zunächst die schöne Wäsche und die Möglichkeit, diese im Altenheim zu behalten, d. h. die Organisationsformen der Wäschepflege. Nachdem zunächst »alles kein Problem« ist, entwickelt sich dann aber eine heftige Diskussion um »den Quatsch«, in deren Verlauf sich ein Altenheimleiter zu der Äußerung hinreißen ließ, daß bestimmte Standards eben im Heim nicht zu leisten seien: Wer denn bei einer inkontinenten Frau, die ihre seidene Unterwäsche tragen wolle, die Pflege derselben übernehmen solle. Dies sei eben genauso wenig zu machen wie Lidschatten und Augenbrauenzupfen.

Die Beispiele sollen aufzeigen, daß es zwar ein theoretisches und ein programmatisches Verständnis gegenüber den »Erdbeeren« des Alters auf Seiten der Institutionen und der dort beschäftigten Personen gibt. Im

Rahmen einer freien Persönlichkeitsentfaltung wird Alterssexualität positiv gesehen. Allerdings ist diese programmatische Akzeptanz gebunden an besondere, zumeist vorbewußte Bilder über Alterssexualität. Diese Bilder haben Menschen zum Inhalt, die zwar an Jahren alt, jedoch seelisch, körperlich und geistig »jung« und gesund scheinen. Sexualität zeigt sich hier als Leistungssymbol, als »Recht des Tüchtigen«, nicht als etwas, was lebenslänglich zum Menschen dazugehört.

Bestimmte Alterskrankheiten wie zum Beispiel die Demenz sind mit Schamgefühlen, insbesondere auf seiten der Pflegenden und der Angehörigen verbunden. In gewisser Weise schämen sich die im sozialen Umfeld lebenden Menschen stellvertretend für den Kranken oder den Dementen. Der Verlust der Mündigkeit z. B. bei Demenz scheint von den betroffenen alten Menschen Trieb- bzw. Bedürfnisverzicht zu verlangen. Insbesondere Pflegende entwickeln Gefühle des Verunreinigtwerdens, die sich in der Alltagssprache in Äußerungen des Ekels darüber ausdrücken, sich vorstellen zu sollen, Sexualität bei alten, pflegebedürftigen Menschen wahrzunehmen und zu akzeptieren. Dies liegt auch daran, daß gerade Pflegende mit der Natürlichkeit und Naturhaftigkeit des Menschen, also mit dem, was wir üblicherweise vor anderen verbergen, in besonderer Weise und dauerhaft in Berührung kommen.

Auch die teilweise voyeuristisch und kupplerisch anmutende Haltung im ersten Beispiel zeigt mehr den Konflikt und die Abwehr gegenüber der Altersliebe denn eine Akzeptanz. Für die Institution und die dort beschäftigten Personen erscheint die Altersliebe als etwas so Bedeutendes und Interessantes, weil sie damit die Normalität der Institution beweisen kann. Die Scham der Beschäftigten, in einer totalen Institution zu arbeiten, wird dadurch gemildert. Das Liebespaar gerät in gewisser Weise in die Funktion eines Kronzeugen für die Normalität der Institution.

Umgekehrt wird genau die gleiche Scham, in einer totalen Institution zu arbeiten, in dem zweiten Beispiel durch die Anarchie der Altersliebe geweckt. Die Gesellschaft würde vor allem in Bezug auf die Kombination von sexueller Erregung und körperlichen Ausscheidungen mit Verachtung reagieren, und die Verachtung würde sich nicht nur auf das anarchistische Paar, sondern auch auf die Institution und die dort beschäftigten Schwestern und Pfleger beziehen. Ähnlich reagiert auch der Altenheimleiter im dritten Beispiel: Inkontinenz und seidene Unterwäsche – sehen wir einmal davon ab, ob dieses Beispiel real oder erfunden ist – wecken, genau wie

Lidschatten und Augenbrauenzupfen auf faltiger Altershaut, Schamgefühle, die durch Verleugnung bzw. durch Zurechtstutzen der Bedürfnisse der Alten – indem man dies eben für »Quatsch« erklärt – kontrolliert werden.

Solche Schamgefühle entstehen dann, wenn Bedürfnisse und Wünsche, also die »Erdbeeren«, mit der Altersnorm und mit der Norm von Sexualität als Leistungssymbol in hohe Spannung geraten und nicht vereinbar sind. Sie erscheinen dann pervers oder illusionär. Die Hoffnung auf Wunscherfüllung und die Befriedigung der Wünsche wird als Verleugnung der (äußeren) Realität aufgefaßt, nämlich anzuerkennen, daß man alt (und häßlich) ist. Gleichzeitig ist es auch möglich, sich mit der Entsexualisierung des Alters vor befürchteten Liebesgefühlen der alten Menschen zu schützen. Die Scham, sagt die Psychoanalyse, sei die Hüterin der Würde; es ist einleuchtend, daß verbietende und rigide Maßnahmen die Würde der Institution, die Würde der Beschäftigten, aber auch die Würde der anderen alten Menschen hüten sollen.

Die heftige Reaktion des Altenheimleiters zeigt zunächst, daß das Eis der Bedürfnisorientierung im Alten- und Pflegeheim dünn ist, daß den Beschäftigten Deutungsmuster für die Bedürfnisse fehlen und daß das Fehlen eben dieser Deutungsmuster in ein Unverständnis und in Scham mündet, die sich im letzteren Fall auf den Narzißmus des Alters bezieht. Tiefer als das Wissen um die »Erdbeeren« des Alters ist die Identifikation mit einem rationalen Menschenbild, das die Personenwürde von der Vernunft des jeweiligen Menschen abhängig macht. Wer inkontinent ist und trotzdem seidene Unterwäsche tragen will, der zeigt sich eben deshalb als unvernünftig, weil er die teure Seide nicht schont, weil er sich gegenüber materiellen Gütern nicht wirtschaftlich, sondern verschwenderisch verhält. Dem betreffenden Altenheimleiter erscheint, seiner Reaktion nach zu urteilen, der Gegensatz von schmutzigen Körperinhalten, die unkontrolliert nach außen dringen und edler Seidenwäsche unerträglich und unvereinbar.

In den Deutungsmustern des Heimleiters fehlt also das, was Goffman (1973) das Wissen um die Identitätsausrüstung genannt hat: Wir müssen selbst entscheiden, wie wir anderen Menschen gegenübertreten wollen, wie wir aussehen, was wir tragen. Wir müssen uns inszenieren, um wir selbst zu sein. Dies nicht zu können oder nicht zu dürfen bedeutet Erschütterung von Identität und das Gefühl des Verstümmeltseins. Nicht mehr entscheiden zu können, wie wir anderen Menschen gegenübertreten, d. h. keine Spiegel zu haben, keine Kämme, Cremes und Kosmetik, sowie die

Kleidung, die wir tragen nicht als einmalig empfinden zu dürfen, bedeutet Kränkung und Scham. Die Fähigkeit der Professionellen, die mit alten Menschen umgehen, sollte darin liegen, im Wunsch nach Lidschatten, Augenbrauenzupfen und seidener Unterwäsche die Selbstheilungsversuche zu erkennen, die das Ich unternimmt, um die kränkenden und beschämenden Alterungsprozesse zuzudecken. An dieser Stelle sei noch einmal auf Martin Grotjahn (1979) verwiesen, der vom Altwerden als von einem narzißtischen Trauma gesprochen hat, da es eine Kastrationsbedrohung, d. h. eine Entwertung und Verstümmelung des Selbst repräsentiere. Diese Entwertung und Verstümmelung kann z. B. durch wertvolle Wäsche und ganz individuelle Dinge wie den eigenen Schmuck ausgeglichen werden.

Der psychoanalytische Leitsatz: »Altern ist ein Trauma« soll durch die Erkenntnisse Radebolds (1992) noch einmal unterstrichen werden. Dabei wird der triebtheoretischen Seite des Altersprozesses, d. h. der Spannung zwischen Wünschen und Befriedigungsmöglichkeiten, jetzt eine objektbeziehungstheoretische Sichtweise hinzugefügt. Es geht um den Prozeß des Altwerdens aus der Perspektive der sozialen Beziehungen zu anderen Menschen und aus der Perspektive zu materiellen Gütern und Dingen mit Symbolcharakter.

Alter als Trauma

In seinen Arbeiten zur Entwicklungspsychologie des Alters und zur Psychodynamik alter Menschen hebt Hartmut Radebold (1992) das Phänomen der Verluste besonders hervor. Es seien insbesondere Verluste und Trennungen – und zwar sowohl auf der Ebene der Objekte als auch auf der Ebene des Selbstwertgefühls (des Narzißmus) –, die das Verhältnis des alten Menschen zu sich selbst und zu seiner Umwelt kennzeichneten. Aus Verlusten und Trennungen ergebe sich für das Ich die Notwendigkeit zu Anpassungsleistungen bei gleichzeitig geminderten Chancen zur Bedürfnisbefriedigung, die durchaus zur Überforderung führen könnten. Altern ist also deshalb so belastend, weil der betroffene Mensch immer wieder wichtige und wertvolle Objekte verliert, und dies unwiederbringlich.

Mit dieser sozialpsychologischen Sichtweise des Alters eröffnet Radebold (1992) nicht nur eine Fülle von neuen Verstehenszugängen auch zum sog. negativen Alter; er entwirft ebenfalls eine sozialpsychologische Theorie des Älterwerdens, der Alterskrankheiten und der Pflegebedürftigkeit. Nicht mehr nur das biologische Altern, das Altern der Zelle oder auch das Altern durch soziale Tatbestände, d. h. die objektiven Gegebenheiten, sondern die subjektive und emotionale Bedeutung von Alternsphänomenen in der Lebenswelt werden zum Gegenstand der gerontologischen Betrachtung. Altern und Alter ist eben doch – jenseits aller positiven Altersbilder – traumatisch, d. h. verwundend und bedrohlich. Radebolds entwicklungspsychologischer Ansatz grenzt sich somit ab von Sichtweisen, die insbesondere das negative Alter als Ausdruck falscher Lebensführung und inadäquaten Verhaltens sehen. Genauer betrachtet erscheinen sogar die Fragen des erfolgreichen Alterns, d. h. Rückzugs- und Aktivierungsthese bereits als Bewältungsversuche der Verluste im Alter. Damit wird die kognitiv orientierte Interventionsgerontologie um eine wesentliche Perspektive bereichert. Schließlich bedeutet eine Orientierung am Theorem des Verlustes eine stärkere Hinwendung zur inneren Person.

Auch der Psychosomatiker Dieter Beck (1985) spricht davon, daß sich die psychischen Probleme ab der Lebensmitte um die Themen des Verlustes und der narzißtischen Kränkung, d. h. der Kränkung des Selbstwertgefühls zentrieren. Beck weist zudem darauf hin, daß Trennungen und Verluste ab der Lebensmitte spürbar würden, weil sie zum ersten Mal weniger korrigierbar seien und sie häufig die sog. Selbstobjekte beträfen. Dies bedeutet: Altern zeichnet sich durch Verluste gerade der Objekte aus, die zum Ich dazugehörig empfunden werden: der Ehepartner, die Eltern, die Kinder, aber auch die Schönheit, der Beruf, die Wohnung. Im Unterschied zu früheren Lebensphasen seien diese Verluste nicht mehr zu ersetzen. Die Objekte gehen also unwiederbringlich verloren, was bedeutet, daß die Trauerarbeit längere Zeit in Anspruch nimmt.

> »Ich hatte eine gute Figur, ich hatte sogar eine sehr gute Figur und kam bei Männern sehr an. Sie drehten sich nach mir um, als ich jung war. Und plötzlich – das erste, was ich merkte war, daß der Schaffner in der Straßenbahn nicht mehr sagt: ›Na, junge Frau, passen Se schön uff, junge Frau‹, sondern ›Madame, Madame passen Se uff.‹ Jetzt wirst du älter, dachte ich. Ich war etwa 45.« (zit. n. Schachter 1988, S. 25f).

Verluste sind demnach Traumatisierungen, die im Alter gehäuft vorkommen. Sie sind dann von entscheidender Bedeutung, weil sie, in der frühen

Kindheit erlebt, bereits zu schweren psychischen Erkrankungen führen können. Die Traumatisierungen im Alter können entsprechend frühere Verlusterfahrungen aktualisieren. Die traumatisierenden Verluste im Alter stellen in dieser Perspektive eine Wiederholung früherer traumatischer Situationen dar. Allerdings können die Traumatisierungen des Alters auch für sich als bedrohlich, traumatisierend und kränkend erlebt werden.

Teilt man die Verluste in verschiedene Kategorien, so lassen sich folgende Gruppierungen finden:

- Verluste, die unmittelbar körperlich sind oder vom Körper ausgehen,
- Verluste von Bezugspersonen oder geliebten Menschen,
- Verluste von Rollen, Funktionen und Status oder Prestige.

Die unveränderten Aufgaben des Ich

Hartmut Radebold (1979, S. 98) hat darauf aufmerksam gemacht, daß die im Alter häufig zu beobachtende Rigidität, aber auch der als Disengagement in die Alterstheorie eingegangene Rückzug psychoanalytisch betrachtet als verstärkte Abwehr zu interpretieren ist. Insbesondere die Verluste und Trennungen erfordern vom Ich eine erhöhte Abwehr, nicht zuletzt um das Autonomiegefühl zu sichern. Dies bedeutet: Zunächst verstärkt sich die Abwehr, d. h. Lebensstile müssen so umorganisiert werden, daß sie die Kontinuität des Ich-Gefühls gewährleisten. Abwehrmechanismen sind z. B. Verleugnung, Rigidität, Ungeschehenmachen etc., d. h. vorwiegend Abwehrmechanismen aus dem zwanghaften Formenkreis, die die bedrohlich chaotische Welt überschaubar machen und die Autonomie sichern sollen. Erfahrungen der Schwäche, die das Altwerden begleiten, lassen Ängste hervorbrechen, die abgewehrt und kontrolliert werden müssen. Erst wenn diese Abwehrmechanismen versagen, greift das Ich zur tieferen bzw. früheren Regression zurück.

In der psychoanalytischen Theorie kommt dem Ich vor allem die Aufgabe der Vermittlung und Kompromißbildung zwischen dem Über-Ich als innerer Instanz gesellschaftlicher Kontrolle und dem Es als Repräsentant von Wünschen und Trieben zu. Dabei werden Möglichkeiten der Befriedigung unter Einbeziehung des Realitätsprinzips gesucht. Das Ich als Repräsentation der Realität versucht die Traumatisierungen des Alters zu verarbeiten. Dabei schränkt das beschriebene Altersbild die Möglichkeiten zur Triebbefriedigung ein. Weitere Einschränkungen stellen sozioökonomische, kohortenspezifische und subjektive Faktoren wie Traumatisierung und Neurotisierung während früherer Lebensphasen dar.

Es gilt die Einsicht des lebenslagenorientierten Ansatzes in der Gerontologie, daß im Alter die Benachteiligungen kumulieren. Die sozialpolitische Schule der Gerontologie (vgl.: Gitschmann 1989) hat dies als soziale Gefährdung des Alters beschrieben. Soziale Gefährdung kann in soziale Schwäche umschlagen. Die Faktoren der sozialen Gefährdung sind z. B. Schichtzugehörigkeit und Geschlechtsrolle, die es trotz eines arbeitsreichen Lebens nicht erlauben, die Früchte der Arbeit zu genießen, weil Engagement, Zuverlässigkeit, Disziplin und Einsatz eben nicht in eine gesicherte Existenz, sondern in Armut münden. Altersarmut und soziale Schwäche entwerten das gelebte Leben und erlauben es dem Ich nicht, dem gelebten Leben einen Sinn zu geben. Daneben treten kohortenspezifische Benachteiligungen, verursacht durch Kriege, politische Umstürze und damit einhergehende Ungleichverteilung von Risiken und Gütern auf die verschiedenen Generationen.

Zu den subjektiven Faktoren, die eine Befriedigung von Bedürfnissen erschweren, zählen Traumatisierungen und Neurotisierungen z. B. durch frühe Verluste und Zurücksetzungen im Rahmen der individuellen Biografie. Dazu zählen auch gescheiterte Selbstheilungsversuche und Kompromisse. So gesehen erscheinen Starrheit, Rigidität und Mißtrauen als Folgen eines komplizierten Zusammenspiels von Traumatisierungen und Neurotisierungen während des gelebten Lebens, sei es nun im Rahmen der persönlichen, der sozialen oder der historischen Biografie.

Die psychoanalytische Theorie nimmt an, daß sich aufgrund dieser Traumatisierungen und Neurotisierungen die Ich-Leistungen reduzieren, d. h. dem Ich stehen weniger und primitivere Abwehrmechanismen zur Verfügung. Z. B. ist es schlecht möglich, eine Kette von Benachteiligungen rational zu verstehen und mit Sinn auszustatten. Wo dem Ich die Möglichkeit der Sinnbildung genommen ist, entsteht Angst und in der Folge einfachere Abwehr. Diese einfachere Abwehr wird wiederum verstärkt genutzt, wodurch alte Menschen auffällig und andersartig erscheinen. Persönlichkeitsmerkmale werden ausgeprägter und werden dann dem betreffenden alten Menschen als Eigenschaften zugeschrieben. So kommt es z. B. in Supervisionen immer wieder vor, daß Pflegende und Sozialarbeiter hilflos sind, weil die Bewohner ihre Angebote nicht annehmen. Sie werten die Festlichkeiten und Aktivitäten im Heim ab, wollen daran nicht teilnehmen. Am Ende von Fallbesprechungen zeigt sich dann immer wieder, daß das Verhalten der Bewohner Vermeidung ist. Eine Teilnahme würde die Wunschproduktion in Gang setzen und damit auch die Unerfüllbarkeit verschiedener Wünsche verdeutlichen. Das Bewußtsein darüber, wieviele Wünsche offenbleiben werden und wie sehr vieles vermißt wird, läßt die Vermeidung als einzigen Ausweg erscheinen, sich nicht mit dem Zirkel von Wünschen und mangelnden Möglichkeiten ihrer Befriedigung auseinanderzusetzen.

An dieser Stelle sei noch einmal auf Radebold (1992) verwiesen, der Möglichkeiten aufzeigt, über die das Ich bei unterschiedlicher Ausstattung verfügt, um auf Verluste, Kränkungen, Traumatisierungen, Bedrohungen und Angst zu reagieren:

1. Das Ich des Erwachsenen verfügt über die Fähigkeit, überfordernde Konflikte mittels Abwehrmechanismen zu bewältigen. Verlorenes kann durch Trauerarbeit kompensiert werden.
2. Im Laufe des Lebens kumulieren diese Anforderungen im Sinne von Traumatisierungen, entsprechend reagiert das Ich zunehmend rigider.
3. Ich-Beschädigungen im Alter münden in regressive Muster. Dies ist immer auch ein Selbstheilungsversuch auf einer psychosexuellen Stufe oder auf einer psychosozialen Stufe. Die Regression auf der Basis von Verlusten ist damit eine der bedeutendsten Entwicklungsdeterminanten vor allem des hohen, insbesonder aber noch einmal des negativen Alters.

Im sozialen Zusammenhang ist die Regression jedoch eine Unterlegenheitsgeste. Wer seine Gefühle nicht beherrschen kann, wer öffentlich weint, schreit, lamentiert zeigt, daß er den komplizierten Kodex der Ehrerbietungen nicht mehr beherrscht. Im gesellschaftlichen Kontext wird die Regression nicht als Selbstheilungsversuch gesehen, dem progressive Schritte folgen können, sondern als Ausdruck des Mangels an Personenwürde, die die Gesten der Überlegenheit anderer – sei es durch Spott oder auf einer elaborierten Ebene durch Fürsorglichkeit – herausfordert.

Verlust und Körperbezug

Es ist einsichtig, daß traumatische Verluste zum sozialen Rückzug führen oder diesen begünstigen. Der Rückzug kann sowohl als Moratorium, aber auch als Abwehr im Sinne einer Vermeidung verstanden werden. Die Anerkennung der depressiven Position, d. h. des Alleinseins mündet beim alten Menschen wiederum in eine narzißtische Besetzung des eigenen Körpers, der als einziger Bundesgenosse übrig bleibt, nachdem die Beziehungen durch die Zeit und durch Trennungen unzuverlässig und fragil erscheinen. Der Psychosomatiker Dieter Beck (1985) geht davon aus, daß gerade der Körper zum Instrument der seelischen Selbstheilung prädestiniert ist. Vor allem die Krankheiten stellen für Beck Versuche seelischer Selbstheilung dar. Beck gibt eine positive Deutung vor allem der Altersbeschwerden, wenn er davon spricht, daß es gerade die Krankheit sei, die dem Ich wieder die Möglichkeit gäbe, sich als Zentrum der Welt zu fühlen. Wenn Jean Améry (1968) in seinem Buch über das Altern sagt, es sei ein »Sich-selbst-fremd-werden« und ein »Aus-der-Welt-gehen«, was ja bedeutet, sich nicht mehr fühlen zu können, dann ist gerade die Krankheit, vor allem der Schmerz ein Mittel, dieses Gefühl der Selbstentfremdung zu begrenzen, in dem sich der Körper dem Ich auf radikale Weise entgegenstellt und das Fühlen über die Krankheit erzwingt. Beck hat diesen Vorgang als Somatisation bezeichnet. Der Körper, vor allem der schmerzende Körper fordert nun die ganze Aufmerksamkeit des Ich.

Die Verluste von Personen und Beziehungen, d. h. die Abnahme von Chancen zur Befriedigung emotionaler, sozialer und sinnlicher Bedürfnisse, münden auch bei jüngeren Menschen in eine stärkere Besetzung des Körpers und seiner Funktionen. Dies gilt auch für den gesunden Menschen. Wenn der Körper die ganze Aufmerksamkeit des Ich fordert, ist es für den betroffenen Menschen möglich, sich wieder als grandios, einmalig und als Mittelpunkt der Welt zu fühlen, wenn auch im negativen Sinn. Hinzu kommen sekundärer Gewinn in Form von Fürsorge durch die Umwelt und die Erfüllung von Passivitätswünschen. So kann Somatisation als eine Antwort auf Verluste und Traumatisierungen im Sinne von Selbstheilung verstanden werden. Somatisation begrenzt das Gefühl von Entfremdung und Taubheit.

Nach Améry bedeutet die Erfahrung des Alterns die Erfahrung des Sich-Fremd-Werdens. Ich möchte diese wichtige These seiner Alternsphilosophie noch einmal psychoanalytisch reinterpretieren, und zwar über die Hypothese, daß es sich bei Selbstentfremdung und Taubheit um ein Schamphänomen handelt. Das Interesse dabei ist zum einen, die psychodynamischen Vorgänge während des Alterungsprozesses zu verstehen und einzufühlen und gleichzeitig, die Veränderbarkeit dieser Gefühle im Blick zu behalten. Entfremdung vom Selbst wohnt dem Alter nicht automatisch inne, sondern Entfremdung ist eine Antwort auf Erfahrungen. Améry beschreibt diese Entfremdung anhand des Blickes in den Spiegel, d. h. er stellt das Sich-Selbst-Sehen in den Mittelpunkt des Entfremdungsgefühls. Das Sehen wird Auslöser des Gefühls, sich selbst fremd zu sein. Der Blick in den Spiegel hat nichts Bestätigendes, Wiedererkennendes mehr, sondern etwas Fremdes, Entblößendes. Améry beschreibt dies anhand der Aufzeichnungen von Simone de Beauvoir über ihr altes Gesicht, das sie ein Etwas nennt, das ihr als Gesicht dient. Eine Abscheu gegenüber dem, was de Beauvoir im Spiegel erblickt, wird sichtbar. Etwas, was verborgen bleiben soll, tritt nun zutage. Das Sehen wird gefährlich, eine schmerzliche Bloßstellung.

Selbstentfremdung ist allerdings nichts Altersspezifisches, sondern tritt zu allen biografischen Zeiten auf. Selbstentfremdung beschreibt eine Störung des Identitätsgefühls, zwischen Selbst und Selbstbild wird ein Vorhang gezogen. In seinen Arbeiten über die Scham und ihre Maskierungen beschreibt der Psychoanalytiker Leon Wurmser (1993) diese Reaktion als Depersonalisation und ordnet sie der Scham zu. Der Vorhang dient dazu, das schmerzliche Gefühl des Bloßgestelltseins zu überdecken. Bereits vom Wortsinn her heißt Scham, sich verbergen wollen. Das Schamgefühl läßt sich übersetzen mit: »Ich will Dich nicht mehr sehen« und umgekehrt »Ich will mich nicht mehr sehen«. Das Gefühl depressiver Taubheit, welches sich wie ein Vorhang zwischen das reale Ich und das ideale Ich schiebt, erscheint als die Quelle des »Sich-selbst-fremd-werden«, wie Améry es für den Alterungsprozeß beschrieben hat. Nach Leon Wurmser wird »Entfremdung« in der Psychoanalyse als Oberbegriff für Depersonalisation und Derealisierung, d.h., »nicht mehr ich selbst sein« und »nicht mehr in der Welt sein«, benutzt. Der Begriff bezeichnet eine Erfahrung, die sich verändert hat, die eben fremd geworden ist. Die Person verfügt nicht mehr über das vertraute Realitätsgefühl und nimmt eine Quasistruktur an. Man fühlt sich nicht lebendig, nicht wirklich. Wurmser differenziert verschiedene Formenkreise des Gefühls der Entfremdung:

1. Das Objekt der Erfahrung, einschließlich des Selbst, wird als nicht lebendig, als nicht existent, als tot erlebt.
2. Es kann wahrgenommen werden als verschwommen, unklar, taub.
3. Oder es kann als chaotisch, verstreut und unzusammenhängend bzw. fragmentiert gefühlt werden.
(vgl. Wurmser 1993, S. 339)

Auch die ältere Psychoanalyse sieht einen engen Zusammenhang zwischen Selbstentfremdung und Schamgefühl. So schreibt Edith Jacobson bereits 1959 (zit.n. Wurmser 1993, S. 349), daß das Zentrum des Entfremdungsgefühls ein narzißtischer Konflikt, also ein Selbstwertkonflikt ist. Jacobson erklärt diesen Konflikt durch entgegengesetzte Identifizierungen und die damit einhergehende Diskrepanz zwischen verschiedenen Ich-Anteilen. Alltagssprachlich würde dies bedeuten, daß wir mit den Seiten, die wir an uns nicht mögen, vielleicht sogar hassen, so umgehen, daß wir sie nicht mehr sehen wollen, abwerten, tot machen. Wenn wir also identifiziert sind mit einem Ich-Ideal, wird die Diskrepanz unerträglich, wenn Ich-Ideal und Real-Ich nicht mehr angenähert sind, wenn der Unterschied zwischen dem, wie ich bin, und dem, wie ich sein möchte, mir jeden Tag im Spiegel bewußt wird. Die Diskrepanz mündet in eine Entwertung – zumeist der realen Person, oder bestimmter Aspekte. Ein ähnliches Gefühl von Entfremdung könnte auch entstehen, wenn die soziale Person und die innere Person in Disparität zueinander stehen. Jacobson schreibt: »Der abgewertete, kastrierte Ich-Anteil wird entfremdet, tot gemacht, weil er mit entwerteten, kastrierten Objektimagines identifiziert wird.« Diese Objektimagines, die im Alter relevant sind, sind vor allem eigene vergangene Selbstbilder und eigene verdrängte Wünsche. Leon Wurmser spricht von einer Trias der Schaminhalte, die das Gefühl der Selbstentfremdung auslösen. Die Scham über die eigene Schwäche, die als ein schwaches Selbst erlebt wird, die Scham über ekelige und schmutzige Körperinhalte, die nicht mehr unter Kontrolle sind, und die Scham darüber, verstümmelt zu sein. Wörtlich ausgedrückt könnte dies heißen: Ich bin schmutzig und ekelig, ich bin schwach und nutzlos, ich bin verstümmelt und häßlich.

Fallvignette:

Im Rahmen einer Weiterbildungsveranstaltung berichtet eine Mitarbeiterin eines ambulanten Pflegedienstes über eine besonders schwierige 95jährige Patientin. Das zentrale Problem sei es, daß diese hilfebedürftige Patientin sich nicht helfen lasse. Obwohl die Frau ziemlich wohlhabend sei, öffne sie nur sehr unregelmäßig die Tür, um die Gemeindeschwester hereinzulassen. Über jede Pflegehandlung müsse langwierig verhandelt werden, obwohl sowohl der Zustand der Wohnung als auch der hygienische Zustand der Patientin als ziemlich verwahrlost zu bezeichnen seien. Die Gemeindeschwester berichtet, daß die Wohnung früher einmal sehr wertvoll und schön gewesen sei; die Patientin sei selbständige Unternehmerin mit hohem sozialem Status gewesen. Sie sei schon seit Jahrzehnten verwitwet und kinderlos. Die Gemeindeschwester beginnt zu weinen, als sie berichtet, daß die Kleidung der Patientin monatelang nicht gewaschen sei, die Patientin selbst würde stinken. Als nach längerer Überredung erlaubt worden sei, die Bettwäsche zu wechseln, sei diese so morsch gewesen, daß sie beim Wechseln zerrissen sei. Der Betreuer der Dame unternehme in dieser Angelegenheit nichts. Auf Nachfrage wird weiterhin berichtet, daß zwischendurch fremde Pflegedienste durch den Betreuer zwar bestellt würden, die alte Dame aber nicht bereit sei, ihre Wohnung noch sich selbst einer Reinigung zu unterziehen. Als die Gemeindeschwester, die die Patientin gebeten und darum gebettelt habe, sich helfen zu lassen, aus Frustration und Verärgerung über die erfolglose Pflege ihren Dienst bei der Patientin niedergelegt habe, hätte die Patientin jedoch regelmäßig angerufen und die Schwester beschimpft. Die Schwester, die daraufhin die Pflege wieder aufgenommen habe, sei dann von der Patientin wieder nicht hereingelassen worden.

Eine Deutung der Vignette muß notwendigerweise den Fokus auf den Widerstand der Patientin legen, sich helfen zu lassen. Auffällig sind die Verleugnung der Hilfsbedürftigkeit und der Wunsch der Patientin, zwar die Beziehung zu der sich sorgenden, bemutternden Pflegekraft zu haben, aber nicht im komplementären Rollenarrangement, wie es die Pflege nun einmal beinhaltet. Betrachtet man die Verleugnung unter der Fragestellung der Schamabwehr, so sind folgende Verstehenszugänge möglich: Verleugnung bedeutet die Nicht-Anerkennung eines Tatbestandes, das Nicht-Würdigen einer Tatsache oder einer Wahrnehmung.

Ein Schamerlebnis kann nach Wurmser (1993, S. 347) durch Entfremdung abgewehrt werden. Eine Anerkennung ihrer eigenen Hilfebedürftigkeit hätte die Patientin dazu gebracht, sich zunächst schmutzig, ggf. ekelig und alt zu fühlen. »Ich will nicht sehen, weil das, was ich sehe, Scham und Angst hervorruft.« Der Kampf mit der Pflegekraft ist also auch der Kampf um ein Stück Angstfreiheit, denn das Sehen der eigenen Bedürftigkeit und das damit verbundene Herstellen einer »würdigen« Erscheinung durch die Gemeindeschwester würde Gefühle und Affekte mit sich bringen, die durch die Verleugnung vermieden werden können: Abhängigkeit, das Eingestehen von Schwäche, die Akzeptanz des Machtverlustes im sozialen Bereich, die Akzeptanz des eigenen hohen Alters, etc.

Indem die Patientin bei den Helfern keine aktive Rolle zuläßt, blendet sie auch das eigene Über-Ich aus. Gleichzeitig erhält sie sich durch die Kontrolle der Helfer die Illusion von Stärke und Autonomie. Der Kampf, den die Patientin mit der Gemeindeschwester führt, ist ein paradoxer Kampf. Die Pflegekraft wird in die Rolle der bedrohlichen Außenwelt oder des bedrohlichen Über-Ichs geschoben. Sie sieht etwas, was die Patientin verheimlichen will, weil sie es anscheinend nicht erträgt. Würde die Pflegekraft den Konflikt austragen und gewinnen, wäre sehr wahrscheinlich tiefe Scham der Patientin die Folge. Auf der anderen Seite schwankt die Pflegekraft in ihren Affekten zwischen Verzweiflung und Mitgefühl auf der einen Seite und Wut auf der anderen Seite. Die Patientin beschert ihr Gefühle der Ohnmacht, der Abhängigkeit und der Scham darüber, die Pflege nicht ordentlich durchzuführen.

Zusammengefaßt bedeutet dies, daß der Verlust der körperlichen Autonomie, der Verlust an Grundkompetenzen, wie z. B. sich die Haare zu waschen, sich zu pflegen, sich sauberzuhalten, heftige Schamgefühle nach sich zieht, sowie große Ängste vor dem Verlust der Unabhängigkeit. Depersonalisation, d. h. die Nicht-Wahrnehmung der Empfindungen, die mit dem Zustand einhergehen, schmutzig zu sein, verhindert die Bloßstellung, die die Annahme der Hilfe mit sich bringen würde.

Wie sehr Hilfe immer wieder Bloßstellung bedeutet, möchte ich im folgenden noch einmal anhand einer sehr beeindruckenden Arbeit von Ursula Koch-Straube (1997) aufzeigen. Es geht hier um Szenen in einem Pflegeheim, in welchem Koch-Straube neun Monate lang teilnehmende Beobachtungen durchgeführt hat. Hier zeigt sich, daß die Kultur des Pflegeheimes wie auch die Kultur pflegerischen Handelns in der Altenpflege den Charakter der dauernden Beschämung tragen – vor allem dann, wenn pflegerisches Handeln in alltägliche Routinen eingegossen ist, die nicht mehr reflektiert werden. Körperfunktionen und Körperinhalte werden veröffentlicht, geradezu ausgestellt.

»Ausflug. Auf dem Weg zum Café muß Frau S. ›pinkeln‹. Der Kleinbus wird in einem Feldweg zwischen Obstbaumfeldern angehalten. Frau S. wird von zwei Mitarbeiterinnen direkt am Straßenrand ›abgehalten‹, vor den Augen aller Mitfahrerinnen, und zweier Männer – dem Busfahrer und einem Bewohner – und der vorbeifahrenden Autofahrer. Frau B. kommentiert: ›Jetzt sieht man den ganzen Popo.‹ Kein Baum, obwohl reichlich vorhanden, bietet wenigstens minimalen Sichtschutz« (Koch-Straube 1997, S. 212).

»Morgenpflegerunde. Schließlich darf Frau G. aufstehen. Frau G. ist nackt und versucht, ihre Blöße zu bedecken. Manuela reicht ihr zu diesem Zweck das nasse Nachthemd: ›Ist ja auch schlimm, so nackt durch die Gegend zu laufen.‹ Doch ihre Rückseite ist weiterhin nackt. Mißtrauisch schaut sie mich an, kann sich offensichtlich nicht an mich erinnern. Im Bad begegnen sich die beiden Frauen, schauen sich aber nicht an. . . Morgenpflegerunde. Herr M. wird von Klaus versorgt. Er hilft ihm beim Aufstehen, richtet ihm die Waschutensilien her. Herr M. wäscht sich selbst, nur beim Anziehen braucht er Unterstützung. Er schaut mich mit großen fragenden Augen an, sagt aber nichts. Nur sein Geschlecht versucht er zu verdecken« (Koch-Straube 1997, S. 215).
»Herr W. wird den Flur entlang geführt. Der gefüllte Inkontinenzbeutel, der ganz mit Urin gefüllt ist, hängt über der Hose heraus. . .
Morgenpflegerunde. Es schlägt mir ein beißender Uringestank entgegen. Es scheint niemanden außer mich zu stören. Frau K. hat das ganze Bett durchnäßt und ihre nasse Windel auf den Nachttisch verfrachtet. Die Einlage bleibt noch eine Weile dort liegen, bis sie die Mitarbeiterin entfernt. . .
Morgenpflegerunde. Frau Sch. hat geschellt. ›Sie muß sicher pinkeln.‹ Sie kriegt die Bettpfanne untergeschoben mit der Aufforderung zu klingeln, wenn sie fertig ist. Nachdem sich Anette ausnahmsweise viel Zeit für die Versorgung von Herrn D. gelassen hat, betreten wir wieder das Zimmer von Frau Sch. Sie ist auf der Bettpfanne eingeschlafen« (Koch-Straube 1997, S. 218).

Die Gleichmütigkeit, mit der sich Bewohner mit gefülltem Urinbeutel über den Flur führen lassen, ihre nassen Windeln öffentlich ausstellen oder auf der Bettpfanne einschlafen, interpretiere ich als Depersonalisationsgefühl, als »Sich-nicht-mehr-spüren«, so wie es Wurmser und Jacobson beschrieben haben. Goffman (1973) hat dieses Verhalten ebenfalls als typische Anstaltsidentität beschrieben, als Diskulturation, d. h. als Verlernen kultureller Verhaltensweisen und Techniken. Nur noch sehr leise wird Kritik angemeldet, wie im ersten Beispiel, wo die Mitbewohnerin sagt: »Man sieht den ganzen Popo.« Die interessanten und aufschlußreichen Beobachtungen von Koch-Straube (1997) zeigen jedoch immer wieder größere Proteste gegen und Erschrecken über diese, in der Institution anscheinend unbewußt gewordenen Umgangsroutinen.

Das Verhältnis von Verlust und Scham

Eng verwoben mit der Erfahrung der Verluste ist ein bisher in der Sozialpsychologie des Alters wenig untersuchtes Phänomen und seine Bedeutung: Nämlich die Scham, auf die ich noch einmal zurückkommen möchte. In gewisser Weise kann die Scham als ein Hinweis darauf verstanden werden, welche Bedeutung die Verluste für die anderen haben. Verluste, so ist meine Hypothese, sind im Alter deshalb bedrohlich, weil sie mit dem Gewahrwerden der eigenen Schwäche verbunden sind.

In diesem Zusammenhang möchte ich zunächst einmal auf Norbert Elias aufmerksam machen, weil gerade er die Sozialität des Schamgefühls am deutlichsten hervorgehoben hat. Er kritisiert, daß auch im wissenschaftlichen Zusammenhang der Mythos anzutreffen ist, als träte ein einzelner Mensch allein in die Welt. Menschen, so Elias, seien keine »fensterlosen Monaden«, keine vereinzelten »Subjekte«, denen die ganze Welt, also auch alle anderen Menschen, als Außenwelt gegenüberstehe und deren »Innenwelt« wie durch eine unsichtbare Mauer von dieser »Außenwelt«, also auch von anderen Menschen abgetrennt sei. Der homo clausus sei ein Phantasiebild (1995, S. 23). Was Hartmut Radebold die Traumatisierung des Alters durch Verluste und Jean Améry das Phänomen des »Sich-selbst-fremd-werdens« nennt, was beide allerdings lediglich auf den einzelnen Menschen beziehen, muß, nach Elias, eine höchst soziale und gesellschaftliche Seite haben. Elias spricht in diesem Zusammenhang von

Figurationen, von einem Beziehungsgeflecht, in dem Menschen wie Kultur und Gesellschaft verwoben sind. Folgerichtig beschreibt er Gesellschaft als Prozeß, dessen wichtigste Antriebsquellen die Konkurrenz, die Entwicklung von Orientierungsmitteln (Wissen), die Entwicklung von Produktionsmitteln und die Entwicklung von Selbstkontrollen sind (1995, S. 35). In seinem Hauptwerk »Der Prozeß der Zivilisation« nennt Elias die Scham und die Peinlichkeit als die bedeutendsten gesellschaftlichen Gefühle.

Verluste, so wie sie von den psychoanalytisch orientierten Gerontologen beschrieben wurden, verändern nicht nur die Person, sondern auch ihr Bild, welches andere von ihr haben. Verluste veröffentlichen die Verwundbarkeit einer Person, indem sie öffentlich, teilweise amtlich ihre Hilfsbedürftigkeit zeigen.

Was ist Scham?

Das Wort Scham stammt von einer alten germanischen Wurzel und bedeutet so viel wie zudecken, verbergen. Konstitutiv dabei ist, wie Wurmser betont, der Wunsch, sich zu verbergen, der durch die indogermanische Silbe -*skam*- ausgedrückt wird. Scham, sagt der Soziologe Sighardt Neckel (1991), sei eine Empfindung von großer Profanität. Das Sich-Schämen sei eine existenzielle Grunderfahrung: Wir wollen in den Boden versinken, oder wir erröten vor Scham, wir suchen wie die Maus das Loch und schlagen die Augen nieder. Wer sich schämt, der verachtet sich und ist sich selbst fremd geworden. Weil wir uns nicht nur mit eigenen Augen, sondern immer auch mit den Augen der anderen sehen, sind wir über uns erstaunt, befremdet, peinlich berührt. Illustriert werden kann diese Selbstverachtung in der Scham über das eigene Alter in der Alltags-Chiffre »Man ist so alt, wie man sich fühlt«. Unter dieses Motto soll eine Alltagsbegegnung gestellt werden, die wahrscheinlich jeder schon einmal erlebt hat.

> Am Schalter einer Ausstellung stand ein ca. 60 Jahre altes Paar. Es gab für die Ausstellung eine Seniorenermäßigung. Der Mann forderte die Frau an seiner Seite auf, diese Ermäßigung doch in Anspruch zu nehmen, da sie ihr zustünde. Die Frau errötete daraufhin und antwortete, daß sie sich noch nicht so alt fühle. Der Mann schien nun seinen

Vorschlag zu bereuen und bestätigte der Frau, sie sähe in der Tat jünger aus, aber trotzdem stünde ihr die Ermäßigung doch zu. Das Paar unterhielt sich über diesen Konflikt bis es an der Reihe war (ca. 10 Minuten). Es war ganz offensichtlich, daß vor allem die Frau unter Spannung geriet. Sie wollte nicht so dumm sein und etwas verschenken, aber sie wollte sich auch durch die Annahme der Ermäßigung nicht als zur Gruppe der über 60jährigen zugehörig zeigen und haderte entsprechend mit sich. Aus einer Beobachtungsperspektive läßt sich noch hinzufügen, daß ihr innerer Konflikt auf einmal offenlag. Interpretiert werden kann, daß die Situation, gleichgültig wie sie sich entscheidet, ihr Scham bereitet. Nimmt sie die Ermäßigung, zeigt sie sich als alt. Ihre Versicherung, daß sie sich nicht so fühle, weist auf diese Konfliktdimension hin. Nimmt sie die Ermäßigung nicht, zeigt sie sich als eitel und ihr Alter nicht akzeptierend. Beides fordert die Überlegenheitsgesten anderer heraus.

Scham ist nach Lynd (1961, S. 49, zit.: Wurmser, S. 79) eine Erfahrung, die das ganze Selbst erfaßt und mit dem ganzen Selbst erfaßt wird. Schamerfahrungen werfen so ein helles Licht auf uns, auf das, was und wer wir sind und in welcher Welt wir leben. Damit ist Scham etwas Objektives. Sie entsteht nach übereinstimmender Meinung der Philosophen, Psychoanalytiker und Soziologen in dem Teil des Ich, der das Gesellschaftliche des Individuums repräsentiert. Wir schämen uns, wenn unser aktuelles Selbst von unserem Selbstbild abweicht und das Über-Ich diese Diskrepanz signalisiert. Scham tritt regelmäßig dann auf, wenn ein machtvolles Ich-Ideal nicht erreicht wird, d. h. wenn Ich-Ideal und Selbstwahrnehmung in Spannung zueinander geraten. Wird der Schamaffekt differenziert, so teilt er sich zunächst in die Angst vor Bloßstellung und vor dem Erniedrigtwerden, die in ein depressives Gefühl übergeht, welches das Bewußtsein über die Bloßstellung begleitet. Dieses depressive Gefühl, das eigentlich Unerträgliche der Scham, entsteht in der Angst vor der Verachtung durch andere oder auch in der Wahrnehmung der Verachtung der anderen, die gleichzeitig Selbstverachtung ist.

Scham ist gleichzeitig die Hüterin der Würde, sie ist eine innere Grenze, an der »unser besseres Selbst beginnt« (Wurmser 1993, S. 74). In jeder Kultur gelten bestimmte Charakterzüge und soziale Tatsachen als unehrenhaft und als beschämend. Insbesondere gehört alles dazu, was mit mangelnder Umweltkontrolle und mangelnder Körperkontrolle einhergeht. Scham ist so verbunden mit Schwäche und mangelnder Autonomie, was nach sich zieht, daß sowohl Probleme bei der Kontrolle des Körpers als auch Probleme bei der Kontrolle der Umwelt als beschämend empfunden werden.

Das Eigenleben des Körpers, die mangelnde Kontrolle über ihn zeigt sich insbesondere im sexuellen Akt, weshalb Sexualität in besonderer Weise mit Scham assoziiert wird. Nach Wurmser hat jede Kultur ihre besonderen Arten der Scham und der schamauslösenden Situationen und Momente, die sich alle auf Kontrolle beziehen: Kontrolle der Affekte wie Angst, Wut, sexuelle Erregung, Kontrolle über Körperlichkeit und Bewegung im allgemeinen und über Ausdrucksbewegung und Gestik im besonderen und schließlich über Triebimpulse. Körperscham verschwindet nun in der Weise, wo der Körper als Leistung und Statussymbol, als Ausdruck des quasi sachlich und objektiv zu bemessenden Wertes einer Person gilt. So darf der dem Tausch gewachsene leistungsfähige Körper durchaus entblößt und zur Schau gestellt werden, quasi als Visitenkarte eines leistungsfähigen Ichs. Scham gilt und verdichtet sich indessen bezogen auf den Körper, der der Natur ausgeliefert zu sein scheint, auf den Körper, welcher Natur und nichts weiter als Natur ist.

Ein besonderes Beispiel für Beschämung ist die Inkontinenz im Alter, die vor allem als Harninkontinenz immer wieder im Zusammenhang mit traumatischen und beängstigenden Situationen auftritt. So erzählen Mitarbeiterinnen der Altenpflegeeinrichtungen immer wieder, daß Bewohner nach traumatisierenden Krankenhausbehandlungen oder durch Fixierungen harninkontinent werden. Interessant ist in diesem Zusammenhang, daß inkontinente alte Menschen, auch mit Hilfe moderner Pflegemittel, die eine Beschmutzung des Bettes verhindern, wie Säuglinge behandelt werden, als gäbe es keine Scham, als hätten sie zunächst kein Gefühl des Unwohlseins.

Mit Max Scheler läßt sich sagen, daß Scham überall dort entsteht, wo Menschen sich ihrer Naturhaftigkeit bewußt werden bzw. mit ihrer Naturhaftigkeit konfrontiert werden. Diese Konfrontation, im Menschen das Tierische und das Tier zu entdecken, gefährdet ihren gesellschaftlichen Status und als Unterpfand dieses Status ihre Selbstachtung.

Alter und Scham – soziologische Aspekte

Sighardt Neckel (1991) nimmt das Thema Scham und Alter besonders an zwei Phänomenen und Tatbeständen auf: dem Körper und der Armut. Dabei geht er zunächst historisch vor und untersucht das Ehrgefühl. Ständische Privilegien, die das Ehrgefühl und die Wertschätzung der Person ausgemacht haben, sind in der modernen Gesellschaft von Marktchancen abgelöst worden. Ehre wird in der modernen Gesellschaft also nicht von Geburt an zuteil, sondern ist gebunden an Tauschakte, d. h. an die Möglichkeit, etwas selbst zu bezahlen und etwas eintauschen zu können. Neckel zeigt diese Problematik in der Polarität von sozialer Ehre und individueller Würde auf. Im modernen Kapitalismus gehe die Ehre als ständischer Begriff nicht unter, sondern verbinde sich mit der Würde, wobei Ehre sich auf das Sozialprestige, Würde dagegen sich auf die Gleichheit aller Rechtssubjekte bezöge.

> »In den Begriffen von Ehre und Würde spiegelt sich der Widerspruch gleicher Rechts- und ungleicher Klassensubjekte, welcher der bürgerlichen Gesellschaft immanent ist. Aus der Verletzung der Würde kann die Scham desjenigen resultieren, der – seiner Rechte beraubt – eine würdelose ›Bloßstellung‹ erfährt. Er wird in seiner Eigenschaft als Person betroffen, die auf den Status der Rechtlosigkeit degradiert wird, wie sie in vormodernen Zeiten die Unterlegenheit generell ausgezeichnet hat, heute aber legitimen Statusansprüchen der Person kraß entgegensteht. Insofern der einzelne eine Entrechtung machtlos über sich ergehen lassen muß, ist die Verletzung der Würde immer schon mit Scham verbunden« (Neckel 1991, S. 71f).

Diese etwas komplizierte Erkenntnis Sighardt Neckels heißt übersetzt, daß die Würde der Person an Marktchancen gebunden ist und daß mangelnde Marktchancen nicht nur einen Verlust an Ehre, sondern einen Verlust an Würde mit sich bringen. Gleichzeitig wird die Ursache für diesen Verlust in der Person, z. B. in ihrem Alterungsprozeß, weniger in ihren Lebensumständen gesehen, also darin, wie die Gesellschaft das Alter organisiert hat.

Neckel spricht im Zusammhang mit Alter vor allem von sozialer Scham, die jedoch geknüpft ist an spezielle moralische Maßstäbe, d. h. an eine spezielle Moral des Ruhestandes. Wer sein Leben lang schwer gearbeitet hat, der hat sich den Ruhestand verdient. Allerdings erlaubt sich die Gesellschaft zu prüfen, inwieweit die Moral der lebenslangen Arbeit tatsächlich erfüllt und eingelöst wurde. Der schuldlos in eine Notlage geratene und beschämte Arme erlaubt es wiederum, zwischen Schuld und Unschuld bei der Armut zu unterscheiden.

Situationen der Scham im Alter: Selbstzahler und Sozialhilfeempfänger im Altenheim

> Im Rahmen einer Heimleiterqualifikationsmaßnahme erhielten drei Studiengruppen vier Themen zur Auswahl. Ausgerechnet das Thema »Selbstzahler und Sozialhilfeempfänger« wurde von keiner Gruppe gewählt. Eine anschließende Diskussion ergab, daß die Ausbildungskandidaten dieses Thema unwichtig fänden, da sie der Meinung waren, es würde sich mit der Pflegeversicherung selbst erledigen.
> Und: Während eines Rundganges in einem Altenheim wurde die stv. Heimleiterin von einer Bewohnerin angesprochen, daß mit der geplanten Erhöhung der Mietkosten sie nicht mehr in der Lage sein würde, das Geld aufzubringen. Voller Verzweiflung erzählte die Bewohnerin, sie hätte ihren Kindern das Haus überschrieben und sei extra als gesunde Frau in ein Altenheim, ja sogar in ein Doppelzimmer gegangen, um ihren Kindern nicht zur Last zu fallen. Die stv. Heimleiterin lächelte daraufhin die Bewohnerin freundlich an und versicherte, all dies sei überhaupt kein Problem, denn dann würde sie Sozialhilfe bekommen.

Zur weiteren Illustration soll im folgenden aus einer Diplomarbeit an der Fachhochschule Erfurt (vgl.: David 1995) zitiert werden. Diese Diplomarbeit beschäftigt sich mit »dem Weg ins Heim« in der ehemaligen DDR. Als Gründe für die Übersiedlung steht die Angabe, »niemandem zur Last fallen wollen« zusammen mit: »Keine Bewältigung des Haushaltes mehr möglich« und »Das Heim war neu« an der Spitze der Nennungen. Dies bedeutet, daß der Weg ins Heim in der ehemaligen DDR aus Autonomie- und Statusgründen gewählt wurde. Niemandem zur Last fallen bedeutet, autonom sein. In einem neuen, modernen Haus zu wohnen, bedeutet neben der besseren Versorgung einen höheren Status. Der Grund, den Haushalt nicht mehr allein zu bewältigen bedeutet, daß man im Heim autonomer ist, d. h. nicht bitten und fragen muß. Um so beängstigender wird der gegenwärtige Status nach der Wende verarbeitet, der die Senioren zu Sozialhilfeempfängern macht:

> Frage: »Wenn Sie heute noch einmal die Entscheidung treffen müßten, in ein Heim zu gehen, würden Sie wieder gehen?« Anwort: »Nein«. Frage: »Warum nicht?« Antwort: »Weil mir das einfach zu teuer ist. Ich wollte nicht Sozialhilfeempfängerin werden. Das hat man uns ja aufgedrängt!« Frage: »Könnten Sie sich vorstellen, das Altenheim zu verlassen und in eine Wohnung zurückzuziehen?« Antwort: »Ich habe ja nichts mehr, keine Möbel, kein Geschirr und gar nichts. Das würde ja erstmal eine ganz große finanzielle Belastung werden. Und ich selber darf ja auch nicht mehr als DM 4.500,00 auf dem Konto haben. Und habe ich auch nicht mehr. Ich bekomme ja im Monat nur DM 284,00 Taschengeld und damit muß ich auskommen. Der Heimplatz ist ja ab ersten Januar wieder teurer geworden, und das haben sie uns gar nicht gesagt. Sie haben Sozialhilfeempfängern erst gar nicht gesagt, daß der Heimplatz ab 1.1.1995 wieder gestiegen ist, soviel ich weiß von DM 68,00 auf DM 81,00 pro Tag. Das Sozialamt nimmt eben die ganze Rente als Heimkosten, und was fehlt, das zahlen sie dann drauf. Ich könnte ja jetzt praktisch den Heimplatz von mir aus gar nicht bezahlen« (aus: David 1995, S. VI).

Der Statusverlust zeigt sich darin, daß die Heimbewohnerin über ihre Angelegenheiten von der Heimleitung nicht mehr informiert wird. Verhandlungspartner ist das Sozialamt; die Bewohnerin wird zum Objekt, nicht nur der sozialstaatlichen Leistungen, sondern auch der Akteure. Neben das subjektive Gefühl des Statusverlustes treten also die kleinen Zeichen, die die Bewohnerin auf ihren unterlegenen Status hinweisen. Auch in den ersten Beispielen wird deutlich, daß das für die Bewohner so wichtige Thema des Selbstbezahlens für die Institution überhaupt kein Problem ist. Die Institution zeigt sich von diesem Konflikt völlig unberührt, wodurch sich indirekt die Überlegenheit der Institution gegenüber dem Bewohner ausdrückt.

Ein weiterer wichtiger Bezugspunkt der sozialen Scham ist der Körper und seine Naturhaftigkeit. Neckel weist darauf hin, daß Andersartigkeit umgedeutet wird in Minderwertigkeit und daß gesellschaftliches Prestige als persönliches Verdienst dargestellt wird. Bedeutend ist auch, daß das, was gesellschaftlich als gut, schön, richtig und ästhetisch gilt, sich mit dem Selbstwert verbindet. Beschämend werden gesellschaftliche Muster vor allem dann, wenn sie auf das Wesen einer Person, auf ihr Inneres abzielen. Wir reden eben von der natürlichen Anmut, vom natürlichen Charme, vom natürlichen Taktgefühl. Neckel bezieht sich hier auf Pierre Bourdieu, der aufzeigt, daß Vorrechte sich am besten dann legitimieren lassen, wenn sie als Ausdruck einer natürlichen Andersartigkeit erscheinen. Macht muß also ideologisch mit der natürlichen Überlegenheit einer Person gegenüber anderen begründet werden. Eine besondere Bedeutung nimmt in diesem Zusammenhang der Körper ein, der in der modernen Gesellschaft Symbol vor allem der Leistungsfähigkeit und des Status ist. Er ist weiterhin, wie Neckel es ausdrückt (S. 246), Gegenstand des zweckfreien Genusses und der Selbstdarstellung.

In ihrer Dissertation über den »Störfall Alter« beschreibt die Soziologin Christel Schachtner (1988) einfühlend die Bedeutung der körperlichen Veränderungen für den betroffenen alten Menschen. Der Alternde könne seinem Körper immer weniger entkommen. Das Körperliche schiebe sich in den Vordergrund – zunächst als Kränkung. Die Kränkung hat die Ursache darin, daß sich die im Körper aufgeschichtete Lebenszeit abbildet, die dem ideologischen Bewußtsein der Natürlichkeit des besonderen Wesens entgegensteht, mit welchem soziale Vorrechte, Privilegien und Eigenheiten begründet werden. Der besondere Mensch mit seinem »natürlichen« Takt, seiner »natürlichen« Überlegenheit oder seiner »natürlichen« Souveränität wird den anderen alten Menschen immer ähnlicher. Drastischer hat es eine Altenpflegehelferin einmal ausgedrückt, die im Rahmen einer Fortbildung sagte: »Vor der Windel sind für mich alle gleich.« Der (gebrechliche) Körper stellt also eine Spannung her zwischen der inneren Person und der sozialen Person. Durch die Disparität zwischen innerer und sozialer Person enstehen Identitätsspannungen und damit einhergehend, der Zwang zum Lernen und Umorganisieren der Person. Der alternde Körper zeigt dem Ich auch solche Seiten der Person, die lieber geheim gehalten werden, weil sie potentielle Quellen sozialer Beschämung darstellen: der bittere Zug um den Mund, Versteinerungen, die Folgen schwerer körperlicher Arbeit – Zeichen, die ihren Träger nicht als erfolgreich, sondern als zurückgesetzt, benachteiligt, außenstehend ausweisen.

Situationen der Scham im Alter: Scham über den alten Körper

»Gesicht, Haltung, Figur sagen etwas über die Lebensumstände eines Menschen. Sie lassen erkennen, wieviel Mühe er aufwenden muß, sein tagtägliches Überleben zu sichern. Ich denke an die zerfurchten Gesichter, an die gebeugten Gestalten alter Bäuerinnen und Mägde, die ich vor einiger Zeit interviewt habe. Ich sehe vor mir traurig-bittere Züge in Gesichtern älterer Frauen, deren Biografie einem Mosaik aus Verzichten gleicht« (Schachtner 1988, S. 24f).

Die Gesichter der Frauen, die Christel Schachtner zitiert, zeigen eine Verbitterungsarchitektur: Linien des Verzichts und der Entbehrung, d. h. lauter Alterszeichen, die sich statusmindernd auswirken. Der Alterungsprozeß wird als Beschädigung und als Angriff auf die Subjektivität erlebt. Erinnert sei noch einmal an Martin Grotjahn, der das Alter als narzißtisches Trauma bezeichnet hat, weil es eine Wiederholung und Aktualisierung der Kastrationsangst bedeute. Die Neurosen, die das Alter begleiten, bezeichnet er als Abwehr dieser Kastrationsangst bzw. Kastrationsbedrohung (vgl.: Grotjahn 1979, S. 78). Der direkte Bezug zwischen dem Alterungsprozeß und der Bedrohung der geschlechtlichen Integrität gehört zum Alltagswissen und wird durch biologische Tatbestände, z. B. das Klimakterium, die Vergrößerung der Prostata etc. noch vertieft. Die Kastrationsbedrohung gilt indessen auch für die Gebrechlichkeit schlechthin und für die Verknüpfung von Alter und ökonomischer Armut. Am Beispiel einer Geschichte, die Schachtner aufgeschrieben hat, möchte ich die These vom Alter als Kastrationstrauma und die Reaktion der Verleugnung und des Protestes noch einmal unterlegen.

»Herr T., 83 Jahre alt, ehemaliger Schlosser, lebte zum Zeitpunkt des Interviews mit seiner an Verwirrtheit leidenden Frau und deren ebenso verwirrter Schwester in einem Innenstadtrandbereich einer Großstadt. Er selbst hatte in der Zeit zwischen 1971 bis 1981 vier Herzinfarkte, einen Schlaganfall und einen Gehirnschlag erlitten. Herr T. schildert diese Erkrankungen im Interview in rascher Aufeinanderfolge als plötzliche Einbrüche in sein bislang geordnet verlaufendes Leben. (. . .) ›Da warn wir in Italien unten, da hat's mi erwischt.‹
Ein weiteres Mal hat es ihn bei einem sonntäglichen Spaziergang

›erwischt‹. Krankheit ist für Herrn T. das ganz Andere, der Gegensatz zu dem, was für ihn Gesundheit heißt. Er setzte nach einem erfahrenen Krankheitseinbruch alles daran, seine physischen Funktionen wieder zu normalisieren. Trotz ärztlichen Verbots ging er z. B. nach dem Gehirnschlag, der zu einer 85 %igen Sehkraftminderung geführt hat, wieder auf die Straße, um Einkäufe zu erledigen. Auf eigene Faust, ebenfalls entgegen dem ärztlichen Rat, schaffte er sich eine Brille an, mit der er – wie er behauptet – nun wieder besser sehen könne. Nach dem Schlaganfall begann er unverzüglich mit gymnastischen Übungen: ›Fest aufzog'n hab mi allerweil, bis ich's g'merkt hab, do schau her, jetzt fallst scho nimmer runter.‹
Der Gesundheitszustand von Herrn T. ist immer noch labil, aber dies soll keiner merken. Er lehnt es ab, in der Öffentlichkeit Zeichen seiner Behinderung zu tragen. Herr T.: ›I trag koa Bind'n, na. Des is eigentlich leichtsinnig von mir, aber i mag ned. I hob a koan weiss'n Stecka.‹ I.: ›Warum mögen Sie des ned?‹ Herr T.: ›Wissens Schwester, i hab da eine Abneigung. Weil i Angst hab, die genga alle schon auf d'Seiten zum Platz macha.‹ Herr T. will nicht als Hilfebedürftiger gelten, von dem die Umwelt Abstand nimmt, er will so sein wie die anderen: gesund und normal. Er rückt der Krankheit handelnd zu Leibe und versucht sie darüber hinaus aus seinem Denken zu verbannen: ›(. . .) Denn i hob koan Gedanken ned, daß i krank bin.‹ Und kurz darauf meint er: ›Ich könnt no Baam ausreißen.‹
Mit letzterem deutet sich an, wie sich Herr T. am liebsten sieht: Stark, stärker noch als ein Baum. Der Erhalt körperlicher Stärke dürfte Herrn T. aus zweierlei Gründen wichtig sein: Zum einen soll sein Körper funktionieren, wie es zur Aufrechterhaltung eines selbständig organisierten Alltags notwendig ist, und zum anderen scheint es, als ob er aus der eigenen körperlichen Tatkraft seine Identität als Mann bezieht. Ich entnehme dies einer weiteren Passage, in der er Körperkraft und Männlichkeit miteinander in Beziehung setzt. Er berichtet zunächst von handwerklichen Arbeiten, die er selbst in seiner Wohnung ausgeführt hat, und sagt dann abschließend: ›Ja, a Mo kann alles, so ziemlich. I bin a Mo.‹
Herr T. fühlt sich als Mann, wenn er seine physische Leistungsfähigkeit sichtbar unter Beweis stellen kann. Körperliche Beeinträchtigungen, die ihn daran hindern, dürften von ihm folglich immer auch als

> Anschlag auf seine Männlichkeit erlebt werden« (Schachtner 1988, S. 36f).

Es wird sehr deutlich, welcher tiefe unbewußte Zusammenhang zwischen dem Körper als Zeichen der Potenz seines Besitzers und der Kastrationsbedrohung durch die Häufung der Alterskrankheiten im Unbewußten von Herrn T. besteht. Der männlichen Kastrationsbedrohung steht eine weibliche Form gegenüber, die sich als Angst vor dem Klimakterium manifestiert. Der Kastrationsbedrohung, d. h. der Angst vor Verstümmelung und Entstellung gegenüber steht die Kastrationsscham, die von Wurmser (1983) als tiefe Überzeugung über den eigenen Liebesunwert und das Gefühl von Minderwertigkeit oder das Gefühl eines Defektes beschrieben wird. Das Minderwertigkeitgefühl beschreibt ebenfalls Schachtner (1988), die die 77jährige Frau N. zu Wort kommen läßt:

> »Die 77jährige Frau N. stammt aus einer bäuerlichen Familie, arbeitete bis zu ihrem 32. Lebensjahr auf dem elterlichen Hof, heiratete dann einen Landwirt, der nach dreijähriger Ehe in den Krieg mußte, aus dem er nicht mehr zurückkam. Trotz ihrer drei kleinen Kinder führte Frau N. den landwirtschaftlichen Betrieb alleine weiter. Die Ausübung bäuerlicher Arbeit blieb der bestimmende Moment in ihrem Leben bis ins Alter. Das, was sie war, nämlich die im Dorf anerkannte, tüchtige Bäuerin, war sie durch ihre Tätigkeit. Als sie infolge einer Blasenoperation und einer sich verschlechternden Arthritis kurz vor ihrem 77sten Geburtstag diese Tätigkeit aufgeben mußte, fiel für sie der Sinn ihres Seins und damit die Berechtigung zu leben weg. Frau N: ›77 bin i am Martinitag alt gewesen, am Elften. Da kommen wir auf den Friedhof rauf, wenn man nichts mehr wert ist.‹ I: ›Wieso ist man nichts mehr wert?‹ Frau N.: ›Weil man nichts mehr tun kann.‹ Frau N. konnte nicht mehr sein, was sie früher war. So sah sie sich als ein Nichts ohne Wert, dessen physische Vernichtung nur konsequent für sie war« (Schachtner 1988, S. 40).

Alter ist deshalb für beide Geschlechter eine Kastrationsbedrohung, weil es mit Gefühlen der Impotenz, des Lebensunwertes und der Minderwertigkeit einhergeht. Diese Gefühle können nur über eine spezielle Moral und einen Normenkodex des Ruhestandes kontrolliert und gemildert werden. Der Normenkodex des Alters verlangt vom Betroffenen Triebverzicht, insofern er nicht mehr dem Bild des leistungsfähigen Konsumenten entspricht. Mit der Moral des Ruhestandes und des Alters werden ebenfalls Gefühle schmerzhafter Zurücksetzung und damit Wünsche, aber auch Schaminhalte unbewußt.

Zusammenfassend ist es vor allem die Psychoanalyse, die die traumatischen Verluste als für das Alter konstitutiv herausgearbeitet hat. Diesen Verlusten müßten Prozesse des Betrauerns gegenüberstehen, die dem Ich jedoch dann immer schwerer fallen, wenn Verluste sich anhäufen, sich wiederholen und darüber vertiefen. Obwohl die Verluste dem Lebenslauf immanent sind, haben sie individuell eine gesellschaftlich entgegengesetzte Bedeutung. Sie sind hier Ausdruck eines Mangels, und durch die Gleichsetzung von Ehre und Würde in der modernen Gesellschaft berühren sie die Würde der Person. Verluste, die vom Körper ausgehen, sind noch einmal verstärkt mit Schamgefühlen belegt, insofern sie die Naturhaftigkeit, d. h. das Tierhafte im Menschen hervorheben. Da Tiere wie Sachen behandelt werden, bedeutet das Hervortreten der Naturhaftigkeit des Körpers ebenfalls die Bedrohung der Personwürde. Lebensgeschichtlich sind diese Statusmerkmale wiederum verbunden mit beschämenden Sozialisationserfahrungen in der frühen Kindheit, die sich auf die Trias der Schaminhalte: Schwäche, schmutzige Körperinhalte und Verstümmelung beziehen. Die Folgen sind die Überzeugung vom eigenen Liebesunwert und eine Verstärkung eines spezifischen depressiven Gefühls.

Eine Entwicklungspsychologie des hohen und insbesondere des negativen Alters muß die dialektische Spannung von Verlust und Scham in den Mittelpunkt ihres Erkenntnisinteresses stellen. Es reicht nicht, im Lebenslauf angehäufte Verluste nur als Problem der Trauerarbeit in der Hoffnung auf »einen schöpferischen Sprung« zu sehen. Dies hieße, die Menschen in der Tat als Monaden, wie Elias es formuliert hat, zu betrachten. Die Analyse des Schamaspektes eröffnet die Möglichkeit, Verhaltensweisen in der Umwelt immer auch unter dem Aspekt einer Überlegenheitsgeste zu verstehen. An dieser Stelle kann aber nur ein größerer Forschungsbedarf eingeklagt werden, der die dialektische Spannung von Verlust und Scham aufklärt.

Angst vor alten Menschen – eine interaktionsanalytische Betrachtungsweise

Entweihungen

Anläßlich einer Seminarveranstaltung zum Thema »Mit alten Menschen arbeiten« berichtet eine junge Frau von einem Praktikum auf der inneren Station eines Krankenhauses. Das Krankenhaus liegt in Thüringen, das Praktikum der Frau liegt zum Zeitpunkt ihres Berichts ca. fünf Jahre zurück und fand kurz vor dem Beitritt der neuen Bundesländer zur BRD statt. Für ein Verständnis des Kontextes ist es wichtig zu wissen, daß in der DDR zwei Altersbilder geradezu nebeneinander existiert haben. Es bestand auf der einen Seite der Anspruch auf »Geborgenheit im Alter«, verknüpft mit der Forderung an die Jüngeren sowohl die Veteranen der Arbeit als auch die Widerstandskämpfer im Nationalsozialismus zu achten und zu ehren. Sozialpolitisch hat sich diese Verehrung der Alten und ihrer Lebensleistung in durchaus beachtenswerten Institutionen niedergeschlagen: z. B. ambulante Hilfesysteme und Formen betrieblicher Altenfürsorge, die hauptsächlich von der Volkssolidarität organisiert wurden. Die sog. Feierabendheime und Pflegeheime bildeten den Kern der stationären Versorgung.

Auf der anderen Seite wurden in der ehemaligen DDR alte Menschen ausgegrenzt, wenn sie psychiatriasch erkrankten, wenn sie inkontinent wurden, wenn sie beschämende Krankheiten hatten, die das Ehrgefühl der sozialistischen Gesellschaft verletzten. Das Konzept lautete hier Einschluß. Die Alten wurden vergessen. Ähnlich wie im westlichen Teil Deutschlands sind in der Versorgungsstruktur der ehemaligen DDR Defizite auszumachen. So verhinderte die ambulante Versorung nicht die Vereinsamung alter Menschen, und die stationäre Versorgung unterlag einem hohen Grad an Bürokratisierung und folgte instrumentellen Prinzipien.

Immer wieder berichten Angehörige von Pflegeberufen, daß alte Menschen Monate, teilweise Jahre in Krankenhäusern lagen, Krankenhäuser also im Falle der Pflegebedürftigkeit als schlechter Ersatz für Alten- und Pflegeheime fungierten. Diese Funktion übernahm auch besagtes Krankenhaus, in dem sich folgendes zutrug:

Fallvignette:

> Die Station war vor allem mit älteren Langzeitpatienten belegt. Einige Patienten hatten Operationen hinter sich und verfielen durch die Narkose in starke Verwirrtheitszustände mit den entsprechenden Begleitumständen von Desorientierung und Phänomenen, die wir als Libidoregressionen bezeichnen.[1]
> Ein alter Patient beschmierte sich mit seinem Kot, worauf die Pflegekräfte ihn in folgender Weise bestraften: Sie säuberten seinen Körper, nicht jedoch sein Gesicht, so daß er längere Zeit mit einem kotbeschmierten Gesicht im Bett lag.

Für die junge Prakikantin war dieses Erlebnis Grund genug, ihren Berufswunsch zu ändern. Nach der Schilderung breitete sich in der Gruppe der Studenten ungläubiges Erstaunen und stummes Entsetzen aus. Das Verhalten der Schwestern erschien unerklärlich; sicherlich handelt es sich um einen Einzelfall; sicherlich haben sich die strukturellen Bedingungen der Pflege alter Menschen heute dahingehend geändert, daß niemand mehr langfristig in einem Krankenhaus liegt und daß Schwestern und Pfleger zumindest für den Altenheimbereich heute wesentlich qualifizierter ausgebildet sind. Doch darum geht es nicht. Es geht auch nicht um Skandalisierung und Anklage oder gar eine Kränkung des Pflegepersonals, sondern um das Verstehen eines Gewalt-Zyklus, der eng verbunden ist mit dem Gefühl: der eine zerstört dem anderen das jeweils Heilige meiner Person. Dies ist reziprok. Die Szene läßt sich dann verstehen, wenn wir das tiefe Befremden deuten, welches der Situation zugrunde liegt. Es bieten sich Scham und Angst als Verstehenszugänge an. Ganz offensichtlich haben die Schwestern das Sich-mit-Kot-Beschmieren des Patienten als Angriff auf

---

1 Ich danke Gerhard Rudnitzki für die Überlassung einiger Aufzeichnungen zu »Angst und Institution«.

ihre Ehre und als Verunreinigung des sauberen Krankenhauses erlebt. Der Patient hat ihre Institution durch sein Symptom verwandelt. Er hat die Institution beschmutzt und die Schwestern durch sein Verhalten entehrt. Das Verhalten der Schwestern wiederum ist eine Gegenentehrung. Es wird dem Patienten mit gleicher Münze heimgezahlt.

Am Beispiel läßt sich auch aufzeigen, daß Angst und Scham situativ bedeutsame Auslöser für Aggressionen in der Pflege sind. Symptome werden immer wieder, wie in unserem Beispiel, als Bemächtigungen und als Entehrungen interpretiert. Umgekehrt gilt aber auch, daß der Protest, der in einem Symptom liegen kann, verkannt wird: Es kommt zu einem paradoxen Umgang mit dem Symptom. Dieser paradoxe Umgang mit den Symptomen älterer Patienten entsteht dadurch, daß eigene Gefühle zu wenig in diagnostische Überlegungen einbezogen werden. Es fehlt an Introspektion, d. h. an der Fähigkeit, in sich hineinzuhorchen, sich zu fragen: »Was fühle ich im Umgang mit diesem Patienten? Was haben meine Gefühle mit dem Krankheitsbild zu tun?«

Professionalität im Umgang mit alten Menschen zeigt sich hier als besondere Verstehenskompetenz, als Fähigkeit, ein Symptom lebensweltlich zu interpretieren. Qualität heißt in diesem Zusammenhang, sich und die eigenen psychischen Grenzen in der Arbeit mit alten, desorientierten Patienten zu reflektieren und die eigenen psychischen Grenzen zu erweitern. Ein Patient oder Bewohner ist durchaus in der Lage, mittels seiner Symptome die Kultur einer Institution zu zerbrechen und durch systematische oder auch durch unbeabsichtigte Entehrungen, Kränkungen und Entwertungen Schwestern und Pfleger zu depotenzieren. Ein wichtiger Schamkonflikt in der Pflege entsteht, wenn die Diskrepanz zwischen einem professionellen, auf Potenz und Kompetenz und damit auch auf Macht aufbauendem, professionellen Ich-Ideal und dem Gewahrwerden der eigenen Hilflosigkeit und Schwäche, öffentlich zutage tritt. Dies sind Grenzsituationen in der Pflege und im Umgang mit alten Menschen.

Die wenigen gerontologischen Studien, die sich mit dem Problem der professionellen Grenzsituationen befassen, bieten entweder das Deutungsmuster von moralischem Versagen der Pflegenden und extremer Überforderung oder von mangelnden Rahmenbedingungen oder von »Lohnpflege« an. An dieser Stelle soll ein anderer Weg versucht werden: Eine Interaktionsanalyse, deren Ausgangspunkt die Hypothese von extremer Angst und Scham gerade im Umgang mit hochaltrigen, sterbenden, mit verfallenden und gebrechlichen Menschen ist. Im professionellen System sind diese Gefühle verboten und werden in der Regel verleugnet.

Quellen der Angst sind eine extreme Fremdheit oder ein extremes Befremden über das Verhalten des Patienten oder auch des Bewohners. Die Krankheit und die Symptome können nicht mehr benannt und mit den eigenen professionellen Deutungsmustern verstanden werden. In diesem Zusammenhang ist es vielleicht interessant, daß das Unbekannte und Unheimliche, wenn es benannt wird, »beschworen« wird, d. h. es wird für eine rationale Durchdringung zugänglich gemacht. Etwas also nicht verstehen und damit nicht benennen zu können, heißt auch, etwas nicht »beschwören« zu können und damit zum Objekt zu werden.

Wer mit seinem Kot schmiert, stellt sich außerhalb der zivilisierten, menschlichen Gemeinschaft. Er verhält sich unzivilisiert oder auch »wild« und ist auf diese Weise in der Lage, seine Umwelt zu ängstigen. In diesem Beispiel wird indirekt deutlich, daß Pflege, insbesondere Altenpflege, Zivilisierungsarbeit ist, daß Pflegende immer wieder an der Herstellung eines zivilisierten Menschen arbeiten – und zwar dort, wo Krankheit das Nicht-Zivilisierte, das Chaotische, das naturhaft Anarchistische im Menschen hervorbringt.

Pflege als Zivilisierungsarbeit

Den Begriff der Zivilisierungsarbeit möchte ich parallel zu dem von Thomas Olk entwickelten Begriff der Normalisierungsarbeit verstanden wissen. Olk (1986) hat diesen Begriff als gesellschaftliche Funktion der sozialen Dienstleistungsarbeit beschrieben und den Begriff der »Herstellung durchschnittlich erwartbarer Identitätsstrukturen« als Ziel und Aufgabe sozialer Dienstleistungsarbeit geprägt: Soziale Dienstleistungsarbeit ist auf den Erhalt gesellschaftlicher Ordnungswerte, auf die Instandhaltung von physischen Bedingungen gesellschaftlichen Lebens (in unserem Fall Gesundheit) und auf die Übermittlung und Weiterentwicklung gesellschaftlicher Wissensbestände gerichtet. Insofern hat nicht nur der Patient oder Bewohner ein Interesse an der Dienstleistung, sondern die gesamte Gesellschaft, und diese Interessen können erheblich voneinander abweichen. So erbringt eine forensische Psychiatrie Dienstleistungsarbeit weniger für den Klienten, sondern eher für die Gesellschaft. Ähnliches gilt, wenn auch in abgeschwächter Form, für Krankenhäuser und Altenheime. Die ärztlichen und pflegerischen Dienstleistungen tragen eine Doppelstruktur, d. h. sie sind sowohl auf die Gesellschaft als Ganzes als auch auf den einzelnen Patienten gerichtet. Die Heilung einer Hepatitis ist eben nicht nur für den Patienten nützlich, sondern für alle, die aus der Gewährleistung des Normalzustandes, wie Olk (1994) es ausdrückt, ihren Nutzen ziehen. Dienstleistungsarbeit muß also zwischen den Besonderheiten des Einzelfalles und den Besonderheiten der Lebensverhältnisse des einzelnen und den allgemein geltenden Regeln, Wertvorstellungen und Ordnungen vermitteln. Aus dieser Problemstellung ergibt sich ihr Nutzen.

Dieses von Thomas Olk beschriebene Dreieck gilt ebenfalls für die Pflegearbeit. Pflege hat eine gesellschaftliche Funktion, d. h. sie schützt als Profession die Gesellschaft immer auch vor dem Bedrohlichen, dem Chaotischen und Irrationalen der Krankheit. Sie tut dies, indem sie einen zivilisierten Menschen »herstellt« und indem sie das Nicht-Zivilisierte wie in einem Container verschwinden läßt. Ich möchte deshalb von Pflege als Zivilisierungsarbeit sprechen, insofern sie das Naturhafte am Menschen bearbeitet, bis der menschliche Körper sozial akzeptiert werden kann. Diese gesellschaftliche Funktion ist zugleich ihr Geheimnis.

Zivilisierungsarbeit findet am Körper, aber auch an den Affekten statt, d. h. Pflegende verwandeln mittels ihrer Arbeit Natur in Kultur, z. B. indem sie waschen, rasieren, Perücken aufsetzen, Zahnprothesen einsetzen, kurz: indem sie pflegen. Je besser ihnen dies gelingt, desto höher ihr professionelles Ansehen und häufig auch ihr persönlicher Stolz.

Der Begriff der Zivilisierungsarbeit legt nahe, sich mit der Theorie von Norbert Elias über den Prozeß der Zivilisation noch einmal zu befassen, denn hier werden Antworten auf die für Pflegeberufe typischen Rollenspannungen entwickelt. Es sei aber noch einmal gesagt, daß Zivilisierungsarbeit aus ihrer Natur heraus normativ ist, d. h. die Arbeit der Pflegenden ist nicht frei mit dem Patienten/Bewohner verhandelbar. Ähnlich wie für andere soziale Dienstleistungen ergibt sich für die Pflege ein doppeltes Mandat. Pflegende stehen objektiv betrachtet zwischen der Gesellschaft und ihren Patienten, Bewohnern und Klienten. Von der Herstellung des zivilisierten Menschen mittels Pflege profitiert eben nicht nur der Patient, sondern einen Nutzen hiervon hat die gesamte Gesellschaft, da Pflegearbeit Beruhigung gesellschaftlicher Räume bedeutet. Es ist angstmindernd zu wissen, daß ein Netz von Institutionen und Professionen für Kranke und

Hilfebedürftige Sorge trägt. Dabei wird gleichzeitig das Wissen um die natürliche Seite der zu Pflegenden, die Realität ihrer Körperlichkeit, öffentlich verdrängt. Die Lebenslage und Lebenssituation der Hilfebedürftigen wird ein belastendes Geheimnis. Pflegende versorgen eben nicht nur Patienten oder Bewohner, die ein Problem haben, sondern auch solche, die ein Problem sind: demente alte Menschen, Sterbende, unheilbar Kranke, forensische Patienten. Im Spannungsfeld zwischen gesellschaftlichem Auftrag und Patienten- bzw. Bewohnerbedürfnissen muß immer wieder eine Balance gefunden werden; dies ist um so schwerer, je verleugneter der gesellschaftliche Auftrag der Pflegenden, ihr teilweise widersprüchliches Mandat, ist. Pflegetheorien und -modelle bilden dieses Spannungsverhältnis in der Regel zu wenig ab. Sie setzen immer wieder eine Kongruenz, eine Deckungsgleichheit zwischen Patientenbedürfnissen bzw. Bewohnerbedürfnissen voraus. Dabei bleibt die normative Aufgabe der Pflegenden geheim. Wenn wir jedoch davon ausgehen, daß Pflege Zivilisierungsarbeit ist, müssen wir die normative Seite der Pflege genauer in Augenschein nehmen. Zunächst soll dies theoretisch versucht werden.

Zivilisation und Zivilisierung

Unter Zivilisation versteht der Soziologe Norbert Elias (1976) einen im ganzen ungeplanten, aber gerichteten Prozeß der spezifischen Veränderungen des menschlichen Verhaltens und Empfindens. In dessen Verlauf werden die Handlungsweisen und Affekte, die Emotionen, einer immer festeren Kontrolle unterworfen. Der einzelne wird gezwungen, sein Verhalten immer stabiler, immer gleichmäßiger und differenzierter zu regulieren. Zwischen Sozialstruktur und Persönlichkeitsstruktur, zwischen Gesellschaftsaufbau und Affektaufbau oder, wie Neckel (1991) es ausdrückt, zwischen Psyche und Staat besteht eine ursächliche Entsprechung. Zunehmende gesellschaftliche Verflechtungen sorgen dafür, daß Leidenschaften und Triebäußerungen nicht mehr dominieren. Die Wirkung der eigenen Handlung auf andere muß immer stärker mitbedacht werden, d. h. es wird ein beständiger Zwang auf den einzelnen ausgeübt. Besonders beachtenswert ist, daß Fremdzwänge sich in Selbstzwänge verwandeln. Elias nennt dies ein Vorrücken der Scham- und Peinlichkeitsschwellen. Die Instanz der Affektregulierung wird immer mehr in den Menschen hineinverlegt, wobei die Ausbildung eines stabilen Über-Ich-Apparates für mehr oder weniger automatische Selbstüberwachung sorgt (vgl.: Neckel 1991, S. 126). Wir empfinden Angst vor der Übertretung gesellschaftlicher Verbote, und diese Angst trägt nach Elias den Charakter der Scham.

Es ist für zivilisierte Gesellschaften typisch, daß alltägliches Handeln immer mehr ritualisiert, durchformt, angepaßt wird, d. h. wir müssen uns immerzu benehmen. Ritualisiertes, d. h. zivilisiertes Handeln wird auch dann zunehmend praktiziert, wenn wir alleine sind. Elias zeigt dies auf am Beispiel der Tischsitten, am Gebrauch von Eßgeschirr, an der Verfeinerung der Sprache. Mittels Ritualisierung wird eine zunehmende Distanz des einzelnen zu seinem Körper und zu dem Körper des anderen hergestellt. Spontane Regungen werden gedämpft, aggressive Impulse werden gezügelt. Der Mensch wird darin eingeübt, Vorsicht, Regeltreue und Zurückhaltung walten zu lassen. Triebäußerungen werden verdrängt, unvermeidliche natürliche Verrichtungen und körperliche Funktionen werden bei Strafe und Scham den Blicken anderer Menschen entzogen. Die Welt teilt sich in eine intime und öffentliche Welt, ebenso wie die Person sich in eine private und öffentliche Person teilt.

Elias macht weiter darauf aufmerksam – dies ist für das Verstehen der Anfangsszene in dem erwähnten Krankenhaus entscheidend – daß Benehmen und Zurückhaltung soziales Prestige ausdrücken. Vor Niedrigstehenden muß man sich nicht benehmen. Mit schamlosen Verhaltensweisen kann ich einem anderen seinen niedrigen Status zuweisen. Nur gegenüber Höher- und Gleichstehenden bin ich zu Rücksicht und Respekt verpflichtet. Wenn ich also in einem Café meinen Zigarettenstummel in der Torte ausdrücke, dann ist dies zuallererst eine Demonstration meiner sozialen Überlegenheit gegenüber dem Kellner. Umgekehrt sind wir abhängig von den Zeichen der Ehrerbietung anderer. Wo diese Zeichen ausbleiben, entstehen Scham und Angst. Aggression ist in diesem Zusammenhang eine wichtige Antwort, um die Scham zu kontrollieren, die entsteht, wenn Patienten und Bewohner Pflegende beabsichtigt oder unbeabsichtigt entweihen.

In unserem Beispiel hat der Patient die Schwestern und Pfleger unbeabsichtigt bloßgestellt. Er hat ihre »Heiligkeit« verletzt und sie dadurch schwach gemacht, daß sie den Schmutz »demütig« wieder wegräumen müssen. Sein Symptom hat ihnen einen niedrigen Status als Berufsgruppe zugewiesen. Sie sind diejenigen, die den Dreck wegräumen.

Psychoanalytisch betrachtet, ist die zu Beginn des Kapitels beschriebene Situation – in Anlehung an die biblische Geschichte des Brudermordes von Kain an Abel – ein »Kain-Syndrom«. Die Schwestern verhalten sich zunächst befremdlich, ihre Aggression gegenüber dem alten, dementen Patienten hat etwas Irrationales, so wie Kain etwas Befremdliches und Irrationales an sich hat. Sein Haß gegen seinen Bruder ist zunächst unverständlich. Nun hat Aggression immer auch etwas Schambegrenzendes: Die Ohnmacht, die das Schamgefühl verursacht, kann durch Aggression umgewandelt, ins Gegenteil verkehrt werden. Auch die Aggression des Kain gegen seinen Bruder läßt sich dann verstehen, wenn wir die Willkür Jahwes, mit der er das Opfer des Kain verschmäht, miteinbeziehen. Gott, so steht es im Alten Testament, blickt nur auf Abel, nicht auf Kain. Er beachtet nur das Opfer des Abel und nicht das Opfer Kains, und beschämt diesen dadurch abgrundtief. Kains Gesicht, so steht es in der Bibel, fällt. Er errötet in tiefer Scham. Die Beschämung geschieht in Gegenwart Abels, der von Gott bevorzugt wird. Kain beendet die Situation, als bloßgestelltes Objekt dazustehen, durch eine hoch aggressive Gewalthandlung, den Brudermord.

Das Beispiel von Kain und Abel gibt uns die Möglichkeit, Gewalthandlungen, die zunächst irrational und befremdlich erscheinen, als Schamabwehr, als Antwort auf ein unerträgliches Gefühl des Bloßgestelltseins, der Entehrung und der Entweihung, zu begreifen. Die anfangs vorgestellte Entweihung und die nachfolgende Gewalt verstehe ich als Antwort der Schwestern auf eine vom Patienten ausgehende Entweihung. Dabei ist es unerheblich, ob die Entweihung durch den Patienten beabsichtigt oder unbeabsichtigt erfolgte.

Zivilisierungsarbeit und Körperfeindlichkeit

Betrachtet man das Symptom des Patienten nicht auf der Beziehungsebene, sondern als Selbstausdruck, so entstehen noch einmal andere Zugangsweisen, die ein Verstehen ermöglichen. Sich mit Kot beschmieren, ist auf der individuellen Ebene eine Regression, die wiederum eine Antwort auf extreme Gefühle von Entfremdung bedeuten kann. Aus dieser Perspektive ist das Symptom ein Selbstheilungsversuch, Zeichen von Hospitalisierung, Folge einer extremen reizarmen und unfreundlichen Umwelt und Ausdrucksform von Angst. Sich mit Kot beschmieren, ist immer wieder schlüssig als Protestreaktion, als Zeichen von extremer Selbstentfremdung und Deprivation interpretiert worden. Der Patient protestiert auf diese Weise gegen sein soziales Sterben. In der anfangs geschilderten Szene wird das Symptom aber nicht auf dieser Ebene, d. h. auf der Selbstoffenbarungsebene des Patienten interpretiert; die Schwestern interpretieren vielmehr auf der Beziehungsebene. Sie interpretieren das Symptom ähnlich wie die Putzfrau, die sich darüber empört, daß die Studenten ihre Kippen auf den Boden werfen. Sie interpretieren das Symptom als Verweigerung der Ehrerbietung, die ihnen der Patient moralisch schuldet. Auf diese Ehrerbietung sind Berufe, die am Schmutz arbeiten, besonders angewiesen.

Pflegende arbeiten am Körper, und zwar in der Regel dann, wenn der Körper nicht mehr Leistungs- und Statussymbol ist, sondern wenn sich Alter und Krankheit in den Vordergrund schieben. Dies ist zunächst beängstigend – für die Patienten, aber auch für Pflegende. Diese Angst vor Krankheit, Verfall, Tod stellt die Basis für Ebenen der Nicht-Kultur in der Alten- bzw. Krankenpflege dar. Sie kann beschrieben werden als Angst vor dem Körper und seiner Gleichsetzung mit Schmutz. Die daraus resultierende Körperfeindlichkeit wird von der Psychoanalytikerin Marina Moeller-Gambaroff (1984) wie folgt erklärt:

> »Körperfeindlichkeit manifestiert sich in einer Abwertung aller Körpervorgänge und in ihrer Gleichsetzung mit Schmutz. Wenn ein Kind in seinen ersten Lebensjahren erfahren muß, daß seine gesamte Körperlichkeit – und Kinder sind nun mal für eine recht beträchtliche Zeit vorwiegend physiologische Triebbündel – bei den entscheidenden Pflegepersonen, vor allem der Mutter, auf Ablehnung oder Verachtung trifft, dann prägt dies die spätere Einstellung des Kindes zu sich selbst in ganz fundamentaler Weise. Ein Kind, das in seinen Bedürfnissen zu nuckeln, zu saugen und zu beißen, in seiner Sehnsucht nach Haut- und Körperkontakt, nach Aufgenommen- und Getragenwerden nicht verstanden oder gar abgelehnt wird, ein Kind, dessen Interesse an all den faszinierenden Möglichkeiten des Urin- und Stuhlzurückhaltens oder -loslassens unterbunden wird, dessen Schmutz- und Schmierlust nur bestraft, aber nicht verstanden wird, ein Kind, das mit größter Neugierde den eigenen Körper erforschen will und spezielles Interesse an seinem Genitale entwickelt und das an dieser Selbsterkundung gehin-

> dert wird, ein solches Kind kann keine ausgewogene, harmonische und befriedigende Beziehung zum eigenen Körper finden. Wenn aber die Beziehung zum eigenen Körper verunglückt, dann werden auch das aus dem Körpererleben sich entwickelnde Selbsterleben und das Selbstwertgefühl gestört sein« (Moeller-Gambaroff 1984, S. 139).

Die Psychoanalytikerin Moeller-Gambaroff macht darauf aufmerksam, daß eine triebfeindliche und hauptsächlich triebkontrollierende Erziehung Angst und Abwehrreaktionen hervorruft. Der spätere Erwachsene würde, so ihre Erfahrung, auch zu irrational erscheinenden Kontrollmaßnahmen greifen, um dem Gefühl von Verachtetwerden und Abgewertetsein zu entgehen. Auf der Folie dieser Begründung erscheint das Verhalten der Schwester als eine Form eines irrationalen Kontrollversuches, um das Böse, das Chaotische, das Bedrohliche der triebhaften, analen Schmierlust des Patienten zu kontrollieren. Doch bevor das Phänomen der Angst in der Pflege alter, besonders dementer Menschen weiter betrachtet wird, ist es notwendig, die Anfangsszene unter Zuhilfenahme soziologischer Deutungsmuster näher zu interpretieren.

Bemächtigungen und Gegenbemächtigungen

»Um jeden Menschen«, schreibt Georg Simmel in seiner Soziologie zur Scham, »liegt eine ideelle Sphäre, in die man nicht eindringen kann, ohne den Persönlichkeitswert des Individuums zu zerteilen. Einen solchen Bezirk legt die Ehre um den Menschen« (Simmel 1968, S. 265).

Der Soziologe Erving Goffman (1984) nennt diese ideelle Sphäre die Heiligkeit der Person. Diese Heiligkeit werde in symbolischen Handlungen entfaltet und bestätigt. Dazu zählt Goffman die Ehrerbietung und das Benehmen. Nach Goffman kann Ehrerbietung viele Formen annehmen, jedoch unterscheidet er zwei Gruppen: Rituale der Vermeidung (avoidance rituals) und Rituale der Zuvorkommenheit (presentional rituals). Bei der ersten Gruppe wird vermieden, in die »ideelle Sphäre« eines Menschen einzudringen, wobei diese Sphäre größer zu sein scheint, je höher die Schicht ist, der jemand angehört. Die Rituale der Zuvorkommenheit beinhalten die ausdrückliche Anerkennung der ideellen Sphäre.

Fallvignette:

In einem Seminar zum Thema »Umgang mit Verwirrten« kreiste die Diskussion um das Benehmen der Bewohner gegenüber dem Pflegepersonal und gegenüber dem Haus. Es gehört zu den typischen Problemen zwischen Bewohnern und Pflegekräften, daß die Bewohner ein ausgesprochen symmetrisches Verhalten zeigen und dadurch die Pflegekräfte kränken und provozieren. So bemühte sich das Personal um gute Tischsitten, die die Bewohner immer wieder unterliefen. Sie tranken z. B. die Suppe aus den Tellern und verschütteten dabei große Mengen. Das Pflegepersonal beobachtete solches Verhalten mit Verärgerung, wie in der Fallbesprechung deutlich wurde. Dieses Gefühl entstand durch den Eindruck, das, was die Pflegekräfte mit Mühe als Verschönerungen in den Heimalltag einbrachten, würde von den Patientinnen und Patienten (Bewohnern) mit Füßen getreten. Die Entehrung, die es für einige Schwestern bedeutete, wenn die Bewohner gierig und schlürfend aßen, äußerte die Schwester, die den Fall vortrug, heftig und mit einem gewissen hilflosen Zorn. Die Bewohner verstanden es hervorragend, durch ihre Eßsitten den Anstaltscharakter (»Schweinestall«) des Heimes hervorzuheben, während die Pflegekräfte mit Hilfe von Servietten, polierten Gläsern, Sets etc. diesen vergessen machen wollten.
Insbesondere eine Pflegerin, die an besagter Fortbildung teilnahm, fühlte sich durch das Verhalten einer Bewohnerin entehrt. Es kam zu folgender Eskalation. Diese Plegerin erzählte sehr stolz den anderen Seminarteilnehmern von einem privaten Abendessen mit Chablis und gegrillten Krabben, welches sie für den Abend vorgesehen habe, da die Fortbildungswoche auch die Möglichkeit bot, fünf freie Abende am Stück zu genießen. Am darauffolgenden Tag schaute sie während einer Seminarpause in ihrem Altenheim vorbei, um etwas Dienstliches zu regeln. Ausgerechnet die Bewohnerin, die ihre Suppe aus dem Teller trank, schlürfte und ansonsten auch noch einkotete (die Schwester war davon überzeugt, daß die Bewohnerin dies absichtlich tat, um sie zu ärgern) sprach die Schwester an: »Frau X., Sie stinken nach Knoblauch«, worauf die Schwester antwortete: »Frau Y., Sie stinken nach Scheiße.«

Die Bewohnerin entehrt durch ihr Verhalten (Suppe aus dem Teller trinken) das Pflegepersonal. Diese Entehrung wird oft ertragen über das Etikett der Krankheit Demenz; dies wurde der Bewohnerin in diesem Fall interessanterweise abgesprochen, obwohl sie dement diagnostigziert war. Gleichzeitig besteht die Bewohnerin aber auf Symmetrie in der Beziehung (Sie stinken nach Knoblauch). Das bedeutet für die Pflegerin, daß ausgerechnet die Speisen, die ihre ideelle Sphäre als Konsumentin hervorheben sollen (Chablis und Krabben), im Kontext des Altenheimes eine andere Bedeutung bekommen. Die soziale Bedeutung des Gewürzes Knoblauch ist eben von Schicht zu Schicht unterschiedlich. Sie wird in der Mittelschicht eher den feinen Speisen zugeordnet, in der unteren Schicht aber eher der Brotsuppe und damit ganz eindeutig dem »Lumpenproletariat«. Das Eindringen in die Privatsphäre der Schwester ängstigt diese und wird von ihr mit einem heftigen Gegenangriff beantwortet, wodurch die Asymmetrie in der Beziehung wiederhergestellt wird. Mit Goffman (1973) läßt sich hier von Verunreinigungen sprechen, wie sie in totalen Institutionen üblich sind. »Sie stinken«, heißt letztlich, schmutzig und unrein zu sein. Bedeutend ist jedoch an der Interaktion die gegenseitige Verunreinigung, mit der sich Bewohner und Pflegende gegenseitig entehren.

Das Beispiel sollte deutlich machen, wie sehr die Selbstachtung der Schwestern vom Verhalten des Patienten beeinträchtigt werden kann und wie sehr sie abhängig ist von ehrerbietiger Zurückhaltung des Bewohners, von seinem Benehmen und von der Anerkennung der Asymmetrie. Eine besonders krasse Form des Eindringens in die ideelle Sphäre des Personals stellen sich selbstentweihende Handlungen der Bewohner dar, Handlungen, mit denen die Bewohner ihre eigene ideelle Sphäre zerstören. Dazu gehört insbesondere das Beschmieren mit Kot.

Interaktionsanalytisch ist das Beschmieren der eigenen Person mit Kot die extremste Form der Selbstentweihung. Die Person, die so etwas tut, zeigt, daß sie der Ehrerbietung durch andere nicht würdig ist. Sie behauptet radikal ihre Fremdheit; sie verhält sich »wild« und unzivilisiert, und damit ist sie in gewisser Weise autonom: Der pflegerische Arm reicht nicht so lang. Pflegende fühlen sich von diesen Handlungen immer wieder extrem provoziert. Beabsichtigte Selbstentweihungen demaskieren die Institution als Anstalt und damit die Schwestern und Pfleger als Behüter der Anstaltsnormen. Sie sind in diesem Zusammenhang ein Angriff auf das Ethos der Berufsgruppe. Sich selbst und andere verunreinigende Aktionen der Patienten haben etwas Aufbrechendes. Alle Regeln von Ehrerbietigkeit und von Zurückhaltung werden durchbrochen. Professionelle Mühen werden mit einem Schlag zunichte gemacht. Dies ist die Macht, die Patienten und Bewohner in den Händen halten.

Institutionell gesehen sind Selbstentweihungen Gegenbemächtigungen. Den Schwestern wird ihr Eingriff in die idelle Sphäre der Patienten mit gleicher Münze heimgezahlt. Selbstentweihungen können ebenso verstanden werden als Antwort auf empfangene Entweihungen durch das Personal. Duzen, Fordern, schlechtes Benehmen, aber auch Pflegehandlungen und Pflegefehler gehören dazu. Inwieweit es sich bei diesen extremen Formen der Zerstörung der »eigenen Heiligkeit« um schwere Deprivationen im Sinne von Vereinsamungssyndromen und damit zusammenhängenden schweren Angstzuständen oder um einen Rückfall in die anale Schmierlust im Sinne der Gegenbemächtigung, d. h. der Antwort auf Beschämung handelt, muß jeweils in der konkreten Szene gedeutet werden. Die Deutung und Kommunikation gerade auch dieses Verhaltens liefert wichtige Hinweise für die Pflegeplanung.

Fallvignette:

Im Rahmen einer Heimberatung wurde eine 85jährige, mit Alzheimer-Demenz diagnostitizierte Patientin eines kleinen Altenheimes vorgestellt. Diese Patientin pflegte ihren Kot in die Heizungsrippen zu schmieren. Eine genaue Befragung ergab, daß dieses wahrscheinlich immer zur gleichen Zeit geschah – zwischen dem letzten Kontrollgang der Nachtwache und dem Beginn der Morgenpflege. Die Schwestern konnten keine genauen Angaben über die Befindlichkeit der Patientin beim Aufwachen machen, da diese mit Arbeitsbeginn der Frühschicht in der Regel schon wach war und ihr »Werk verrichtet hatte«. Verabredet wurde zunächst eine Pflegebeobachtung über einen Zeitraum von einer Woche während der Aufwachzeit, um Erkenntnisse darüber zu gewinnen, wie die Patientin aufwacht. Die Hypothese ist, daß sich die Patientin gerade während des Aufwachens schlecht orientiert, Angst bekommt und als Angstminderung auf autoerotische Befriedigungsformen zurückgreift, da sie ihre Einsamkeit bzw. ihr Alleinsein nicht erträgt. Bei der Schilderung der Vorfälle wirkten die beteiligten Schwestern ruhig und fürsorglich. Zwar wurden Gefühle des Ekels aufgrund des Kotgeruches im Zimmer der Bewohnerin verbalisiert, das Team geriet aber nicht in die Ebene heftiger Wut, d. h. das Symptom wurde nicht als Entweihung empfunden. Sie fühlten sich durch das Symptom der Bewohnerin nicht bloßgestellt, und sie waren deshalb auch nicht in das Symptom der Bewohnerin verstrickt.

Die beschriebene Dynamik des Teams deutet darauf hin, daß es sehr unterschiedliche Erlebensweisen des gleichen Bewohner- bzw. Patientenverhaltens gibt. Im Sinne des Spiegelungsphänomens können die beschriebenen, teilweise heftigen Antworten des Pflegepersonals als unbewußte Reaktionen gedeutet werden. Im ersten Beispiel wird deutlich, daß das Unterlassen des Gesichtwaschens, die Beschämung und Entehrung des Patienten, als Verteidigungshandlung des Personals interpretiert werden kann. Nur durch extreme Aggression schien die Wiederherstellung der eigenen Würde möglich zu sein. Gleichzeitig zeigt sich ein extremes Nicht-Verstehen der Krankheiten des dementiellen Formenkreises. Dieses Nicht-Verstehen mündet aufgrund seiner beängstigenden Fremdheit in heftige Verteidigungsreaktionen.

Es ist bereits erwähnt worden, daß das Verstehen bedeutet, etwas rational zu durchdringen. Dadurch wird Angst gemindert. Es gehört zur Demenz, daß Symptome der Erkrankten sich nicht nur über die Krankheit verstehen lassen. Triebentwicklung, gelebtes Leben, innere Konflikte, das alles macht einen beachtlichen Anteil der Symptome aus, weshalb es nötig ist, ein sozialpsychologisches Verständnis der Krankheit Demenz miteinzubeziehen. Bisher ist bereits deutlich geworden, daß Fremdheit, daß etwas Unheimliches in der Symptomatik der Krankheit eine beachtliche Rolle spielt. Interpretiert werden soll dieses Unheimliche als Ausdruck von Angst, dem im folgenden einige Überlegungen gewidmet werden. Ich verstehe diese Überlegungen als theoretische Stützpunkte für ein Pflegekonzept, insbesondere für die Pflege verwirrter Bewohner und Patienten. Im Mittelpunkt meiner Überlegungen steht der Selbstverlust, den die Krankheit bedeutet, d. h. ich verstehe sie sozialpsychologisch als Problem des Verlassenwerden und des Vergessenseins, d. h. des depressiven Formenkreises.

Theoretische Bemerkungen zur Angst

Die Angst, sagt Rudnitzki (1992), sei ein seelisches Phänomen, das wir fast täglich an uns selbst beobachten könnten. Er bezieht sich in seinem Artikel auf die Einteilung der Angst nach Freud, der zwischen Realangst, Gewissenangst und Triebangst unterscheidet.

Die Realangst bezeichnet die Angst vor einer unbestimmten Lebensbedrohung. Ihre Abgrenzung zur neurotischen Angst ist schwierig. So machen Bräutigam/Zettl (1982) darauf aufmerksam, daß es problematisch sei, Angst zu schnell als etwas Krankhaftes anzusehen. Angst sei vor allem ein Signal dafür, daß der Mensch seinen Erfahrungsbereich verläßt, daß er sein Gebiet überschreitet und mit dem Unbekannten und dem Fremden in Berührung tritt.

Die psychoanalytische Theorie zu den neurotischen Ängsten beschreibt vor allem Konflikte. Aus der Angst vor der äußeren Gefahr wird Angst vor der inneren Gefahr, in Form des Gewissens oder der Triebe. Es gehört zur Besonderheit der Psychoanalyse, den Ängsten lebensgeschichtliche Fragestellungen und Konflikte zuzuordnen. Von Interesse für das Verstehen der anfänglichen Geschichte ist hier die Angst, die Freud als Triebangst bezeichnet hat, die Angst vor der Stärke der Libido und vor der Nicht-Kontrollierbarkeit der Triebe.

Aggression und sexuelle Impulse werden als innere Gefahr erlebt. Bereits das Aufkommen von Triebregungen wird mit starken Ängsten beantwortet. Dabei wird der Trieb mit dem Bösen, mit dem Nichtmenschlichen oder drastischer, auch mit dem Teuflischen identifiziert. Die Gleichsetzung von Triebhaftigkeit mit Boshaftigkeit verweist auf die Abwehr, in der Regel die Verdrängung, der die Triebe unterliegen. Der Körper als der Ort des Triebes wird damit selbst zur Angstquelle.

Das scheinbar Paradoxe im Umgang mit Angst, so Gerhard Rudnitzki (1992), sei die Tatsache, daß sie im subjektiven Erleben oft, vielleicht sogar regelhaft von denselben Quellen auszugehen scheint, an die wir uns richten, wenn wir unsere Ängste gestillt wissen möchten. Diese Quellen seien andere Menschen bzw. verinnerlichte Erfahrungen mit ihnen. Rudnitzki wendet sich sowohl der Angst zu, die wir in Institutionen in gebundener Form finden, z. B. als Rituale, institutionelle Mythen und Abwehrformen, als auch der Angst, die wir vor der Institution entwickeln. Dazu wird betont, daß wir Institutionen mit mütterlichen, elterlichen Eigenschaften,

Funktionen und Attributen ausstatten. Mutter und Vater sind demnach Instanzen oder Figuren bzw. Figurationen im Sinne von Verdichtungen komplexer gesellschaftlicher Gebilde, die wir je nach körperlichem, psychosozialem und intellektuellem Entwicklungsstand mehr affektiv oder mehr intellektuell ausstatten. Dieser Ausstattung entsprechen ein mehr oder weniger befriedigendes instanzielles Angebot und eine Sequenz von Antworten.

Eben diese Sequenz von institutionellen Antworten auf den Umgang mit alten, pflegebedürftigen Menschen und in Bezug auf den Umgang mit Verwirrten in der Pflege ist unzureichend. Als semiprofessionelle Berufskultur ist Pflege arztbezogen, d. h. sie orientiert sich, wenn auch gegenwärtig widersprüchlich und rebellisch, an den ärztlichen Antworten. In Bezug auf Demenzen bieten Ärzte jedoch sehr beschränkte Lösungen, z. B. Psychopharmaka, die den Patienten stark sedieren und apathisch werden lassen. Oder die Ärzte ziehen sich zurück und verstärken damit die Verlassenheitsgefühle der Pflegenden. Der Mangel an professionellen Antworten aktiviert auf seiten der Pflegenden wiederum heftige Ängste, die jedoch exkommuniziert und durch das charismatische Modell der idealen Schwester unbewußt gemacht werden.

Angst und Demenz

Dementielle Erkrankungen zeichnen sich durch Störungen des Netzwerkes aus, welches den Erkrankten umgibt. Diese Störungen der sozialen Beziehungen und der Interaktionen stehen in direktem Zusammenhang mit den starken Ängsten, die den Verlauf dementieller Erkrankungen begleiten. Die Geriaterinnen Haupt und Kurz (1990) berichten, daß Demenzkranke nicht nur zu Beginn, sondern auch im weiteren Verlauf der Erkrankung bei mittelgroßer Demenz ihre kognitiven Leistungseinschränkungen in unerwartet differenzierter Weise wahrnehmen. Sie antworteten auf diese Beeinträchtigung mit Unsicherheit, Ratlosigkeit, Ängstlichkeit und Verzweiflung. Die Reaktionen seien denen gesunder Menschen sehr ähnlich. Sie seien nachvollziehbar und einfühlbar. Das Bedürfnis Demenzkranker nach Zuwendung, Akzeptanz und Nähe sei sehr ausgeprägt.

»Es gilt zu erkennen, daß Demenzkranke ein starkes Bedürfnis nach

> Hilfsbereitschaft, Nähe und Zuwendung haben, vor allem aber auch danach, daß andere Menschen ihre Einbußen und die daraus resultierenden Beeinträchtigungen im alltäglichen Leben zu verstehen suchen. An die betreuende Umgebung sind daher hohe Anforderungen hinsichtlich ihrer Einfühlungsgabe und der Fähigkeit zu einer vorurteilsfreien Begegnung mit dem Demenzkranken gestellt. Trauer und Verunsicherung der Kranken sind häufig die Folge von Distanz und schweren Fehleinschätzungen durch die Umgebung« (Haupt/Kurz 1990, S. 213).

Als Angstformen im Verlauf der Demenz nennen Haupt und Kurz insbesondere verschiedene Verlustängste, die an Selbstzeugnissen und Fallbeispielen illustriert werden. Folgende Ängste werden identifiziert: die Angst vor Verlust der Kommunikationsfähigkeit und vor Erschütterung des Selbstwertgefühles, die Angst vor Verlust der sozialen Stellung, die Angst vor Verlust von Status und Position, die Angst vor Verlust der eigenen Autonomie, die Angst vor Verlust der Achtung anderer, die Angst, sich selbst zu verlieren und von anderen beherrscht zu werden, die Angst, anderen zur Last zu fallen und die Angst sich schämen zu müssen. Die Angst vor Beschämung begleitet alle Ängste.

Johannes Kipp (1992) bezeichnet dementielle Symptome wie das Weglaufen, das Schreien und die Orientierungsstörung als Erkrankung und als Selbstheilungsversuch. Die Erkrankten versuchten assoziativ, die Wirklichkeit bzw. das, was sie davon begriffen, festzuhalten. Sie versuchten laufend Orientierung herzustellen. Das für Demenzkrankheiten typische Sichhineinversetzen in biografisch gute Zeiten, das in Äußerungen wie »Ich muß zur Arbeit«, »Ich heiße XY«, »Ich muß jetzt die Kühe melken« etc. aufscheint, wird als Ich-Regression bezeichnet. Daneben tritt die Objektregression im Sinne der Rückkehr zu einem guten Objekt, meist der Mutter oder auch der Großmutter. Regressionen stehen im Dienste der Angstbewältigung. Es werden Lebensphasen und Objekte gesucht, die Halt bieten.

> »Der Rückgriff auf imaginäre Lebenswelten, bei dem Menschen, Vorgängen und der räumlichen Umgebung eine andere Bedeutung gegeben wird, tritt dann auf, wenn Menschen nach Verlusten Schwierigkeiten haben, sich in ihrer Umwelt genügend zurechtzufinden bzw. ihre

> Wünsche zu erfüllen. Eigene Erfahrungen, daß wir uns vielleicht schon einmal in einer großen Stadt verirrt hatten, können veranschaulichen, daß solche Situationen des Sich-nicht-mehr-klar-orientieren-Könnens mit großer Angst und Unsicherheit einhergehen. Das imaginäre Erleben früherer Lebenszusammenhänge wird als Rettung aus dieser Angst und Unsicherheit erlebt, wobei eigenartigerweise Widersprüche zwischen vergangenen und aktuellen Lebensumständen selbst wenig Unsicherheiten verursachen« (Kipp 1994, S. 221).

Nach Kipp ist die Demenz also Ursache und Wirkung zugleich. Sie ist Angstquelle und Angstbewältigung. Die Phantasietätigkeit, das Verschwimmen von Realität und Phantasie legt deshalb auch die innere Realität eines Menschen offen, also jenen Teil, der nur dem Selbst bekannt war. Zwar sind wir noch weit von einer sozialpsychologischen und interpersonalen Theorie dementieller Erkrankungen entfernt, die teilweise enormen und die Umwelt des dementiell Erkrankten so beängstigenden Veränderungen der Person lassen sich indessen mit dem Johari-Fenster gut abbilden. Das Johari-Fenster, entwickelt in der Gruppendynamik, sieht die Persönlichkeit auf vier Ebenen, sog. Quadranten.

Die erste Ebene bezeichnet Aspekte der Person, die dem Selbst und den anderen bekannt sind. Das ist die soziale und gesellschaftliche Seite der Persönlichkeit. Der zweite Quadrant bezeichnet die Seiten einer Person, die nur dem Selbst bekannt sind, dagegen den anderen unbekannt. Es sind die Geheimnisse der Person. Der dritte Quadrant bezeichnet solche Anteile der Person, die nur den anderen bekannt sind, dem Selbst aber unbekannt. Das sind die sog. blinden Flecken der Person, Anteile, die einer starken Abwehr von Verdrängung oder Verleugnung unterliegen. Und schließlich gehen die Verfasser des Modells davon aus, daß es Seiten an einer Person gibt, die weder sie noch andere kennen. Der vierte Quadrant bezeichnet also Aspekte der Person, die weder dem Selbst noch anderen bekannt sind. Dazu gehört die Seite gesellschaftlicher Verbote, also Triebimpulse, die so perfekt verborgen sind, daß sie quasi nicht existieren.

Die Suche nach dem guten Objekt als Angstbewältigung

Unsere Vorstellungen über die innere Welt eines dementen Menschen sind brüchig. Einerseits können wir annehmen, daß durch dementielle Erkrankungen die Grenze zwischen dem Innen und Außen der Person fließend und ununterscheidbar wird. Die Patienten sind haltlos. Ihre Vorstellungen, sog. Repräsentanzen, werden schwächer, gehen verloren.

In der psychoanalytischen Theorie bezeichnen wir Repräsentanzen als psychische Niederschläge früherer Objektbeziehungen. Wir nehmen die Objekte oder besser die Vorstellungen, die wir von ihnen haben, in unser Inneres auf. Dieser Vorgang wird als Introjektion bezeichnet. Die Objekte, in der Regel Vater und Mutter, bilden Instanzen, die es uns später nicht nur ermöglichen, zwischen gut und böse zu unterscheiden, sondern Spannungen auszuhalten, Frustrationen zu ertragen, etwas Neues zu wagen etc. Je ängstlicher ein Mensch ist, desto stärker ist er darauf angewiesen, daß andere Menschen ihm diese früheren Objekte ersetzen. Angst haben bedeutet, daß der Mensch eine angemessene, verinnerlichte Objektrepräsentanz nicht aufrecht erhalten kann. Das Objekt darf nicht abwesend sein, es muß anwesend bleiben. Beziehungen auf Gegenseitigkeit sind unter dem Einfluß starker Ängste nicht mehr möglich; ebensowenig können Lernprozesse stattfinden, weil Beziehungen nicht außerhalb der Person, sondern nur als Teil des Selbst erlebt werden können. Dies ist die Quelle des Gefühls anderer Menschen, in unserem Fall des Pflegepersonals, vom Erkrankten »aufgefressen« und »einverleibt« zu werden. Ebenso sind reifere Objektbeziehungen, die es ermöglichen, Dankbarkeit, Zuneigung oder Schuldgefühle zu zeigen, nicht mehr möglich. Regellosigkeit, Unselbständigkeit und Flüchtigkeit prägen die Beziehung. Angst führt dazu, daß die Bezugspersonen angeklammert und gleichzeitig degradiert werden, als seien sie eine mechanistische Einrichtung.

In der Pflege dementieller Menschen erlebt das Netzwerk, d. h. die Personen im Umfeld des Erkrankten Symptome, die sich als Ausdruck großer Ängste verstehen lassen. Hierzu zählen das Weglaufen und das Rufen, das als Suche nach einem guten Objekt verstanden werden soll. Einen Verstehenszugang hierzu liefert D. W. Winnicott (1958) in seinem Aufsatz »Über die Fähigkeit, allein zu sein« sowie in seiner Arbeit zum Konzept des Übergangsobjektes. Ich möchte auf diesen Aspekt in der Pflege deshalb länger eingehen, weil sog. Wegläufer und Hallo-Rufer in der Pflege ein beachtliches Belastungspotential darstellen und die Pflegekräfte sich häufig nicht anders zu helfen wissen, als eine Wegläuferin einzusperren oder einen Hallo-Rufer in den entlegensten Winkel der Station zu verbannen.

Winnicott spricht von einer Fähigkeit zum Alleinsein, die sich auf etwas Paradoxes gründe, nämlich auf das Erleben des Alleinseins in der Gegenwart von anderen. Diese ermögliche dem Kind Ich-Bezogenheit. In Anlehnung an Melanie Klein geht Winnicott von der Voraussetzung aus, daß für die Fähigkeit zum Alleinsein ein gutes inneres Objekt vorhanden sein muß.

> »Die Beziehung des Individuums zu seinen inneren Objekten gewährt zugleich mit der Zuversicht im Hinblick auf innere Beziehungen ein Vertrauen zum Leben überhaupt, so daß das Kind zeitweilig sogar dann zufrieden sein kann, wenn die äußeren Objekte und Beziehungen nicht anwesend sind. Reife und die Fähigkeit zum Alleinsein setzen voraus, daß das Individuum aufgrund ausreichend guter mütterlicher Pflege die Möglichkeit hatte, Vertrauen zu einer wohlwollenden Umwelt aufzubauen. Dieser Glaube baut sich auf der Wiederholung ausreichender Triebbefriedigung auf« (Winnicott 1958, S. 347).

Als wichtige Voraussetzung für die Fähigkeit, allein zu sein, nennt Winnicott das Freisein von paranoiden Ängsten. Verfolgungsängste leiteten sich von den aggressiven Elementen gegen die Bezugspersonen ab, zumeist aufgrund von Enttäuschungen und Strafen zu einem Zeitpunkt, als das Objekt noch nicht vom Ich unterscheidbar war. Die Wut gegen die Bezugspersonen werde in ihr Gegenteil verkehrt, das Ich fühle sich von den Objekten verfolgt. Weiterhin betont er die Ich-stützende Funktion der Mutter für das Kind. Um die Fähigkeit des Kindes zu fördern, die innere Realität von der äußeren zu trennen, müsse die Bezugsperson Schutz gewähren und mit dem Ich des Kindes identifiziert sein. Das Kind müsse spüren, daß fortgesetzt ein gutes Objekt vorhanden sei. Dies ermögliche den Aufbau von Ich-Kernen und später der Ich-Bezogenheit. Gerade letztere ermögliche Bindung und Beziehung, ohne das Objekt gierig einzuverleiben – die Kehrseite der paranoiden Ängste.

Der zweite, ebenfalls von Winnicott entwickelte Zugang zum Verstehen von Ängsten ist das Konzept des Übergangsobjektes, das an dieser

Stelle ebenfalls ausführlicher gewürdigt werden soll. Dieses Konzept erklärt ebenfalls die Instrumentalisierung anderer und ihre Degradierung zu Hilfs-Ich-Funktionen. Ausgangspunkt ist auch hier die einverleibende und anklammernde Gier als Übertragung und das Gegenübertragungsgefühl des Aufgefressen-werdens auf seiten der Pflegenden.

In der Kindheit stabilisieren sog. Übergangsobjekte das Objektkonstanzerleben des Kindes. Von der Ich-Entwicklung her wird diese Phase als Separierungs- und Individuationphase betrachtet, von der Triebentwicklung her ist es die anale Phase. Das Kind lebt, psychisch gesehen, in Extremen. Ist das geliebte Objekt anwesend, geht es dem Kind gut, ist es abwesend, verbreiten sich Einsamkeit und Leere. In dieser Phase bedeutet »gutgehen«, sich mächtig fühlen, »schlecht gehen« bedeutet, sich klein und ohnmächtig fühlen. Die Entwicklungsaufgabe besteht für das Kind darin, das Ambivalenzerleben gut versus böse bezüglich des Objektes zu integrieren. Diese Integration ist die Voraussetzung dafür, Bedürfnisse selbst zu befriedigen, für sich zu sorgen und damit unabhängig zu werden.

Regrediert ein Patient auf diese Entwicklungsstufe, dann ist die Angst größer als die Gewißheit um das »gute Objekt«. Sprachliche Hilfen, Deutungen u.ä. sind wenig möglich, die affektive Haltung der Bezugspflegeperson ist entscheidend. Eine positive Haltung der Pflegepersonen zum Patienten oder/bzw. Bewohner wird durch dessen Ambivalenz im Sinne von Angst, Verlassenheitsgefühlen, Trotz und Aggression einerseits und durch den rationalen Plan der Organisation im Sinne des »Durchkommens durch die Pflege« andererseits erschwert. Die Funktionspflege vollendet den Druck, befördert den Streß und baut Verstehensschranken auf, indem sie die Lebenswelten der regredierten Bewohner und die Lebenswelten des arbeitenden Personals radikal voneinander trennt. Als rationales Instrument setzt die Funktionspflege einen rationalen Menschen voraus, der in der Pflege nur in einem sehr geringen Umfang anzutreffen ist.

Fallvignette:

Im Rahmen eines Projektes über »Biografisches Arbeiten in der Altenpflege« haben Studentinnen der Fachhochschule Erfurt[2] Milieubeob-

2 Ich bedanke mich bei den Studentinnen Doreen Berg und Sabine Rach für ihre gewissenhaften Beobachtungen, aus denen diese Fallvignette stammt.

achtungen im Altenheim durchgeführt, um sich den Lebenswelten alter Menschen verstehend zu nähern, ein Bild über Konfliktsituationen zu gewinnen und ihren Radius für ein eigenes professionelles Arbeiten zu erweitern. Die Beobachtungen fanden im Mai 1995 in einem Thüringer Alten- und Pflegeheim statt.
Vier Frauen sitzen auf der Couch, ein Mann sitzt etwas abseits und spricht vorübergehende Leute an. Eine Frau (Frau W.) schaut sich Kataloge an. Sie wird von Frau X. gefragt, wo sie denn wohne. Frau X. bekommt lange keine Antwort, aber sie wirkt sehr niedergeschlagen und traurig. Plötzlich fängt sie an zu weinen: »Ich habe solches Heimweh, ich möchte wieder nach Hause. Wenn ich nur wüßte, wie ich nach Hause kommen soll, ich kann doch den weiten Weg nicht laufen. Ich würde nie wieder hierher zurückkommen.« Niemand der anderen Bewohner geht auf Frau X. ein. Im Gegenteil, sie fallen regelrecht über sie her: »Warum heult die denn schon wieder?« »Na, weil sie wieder nach Hause will.« »Das ist doch kein Grund, wenn es danach ginge, müßen wir ja alle heulen, ich bin schon seit zehn Jahren hier, und ich heule auch nicht.«
Frau X. steht auf und holt sich von einer anderen Sitzecke eine Puppe, mit der sie kuschelt. Sie versucht, Trost in dieser Puppe zu finden. Daraufhin entfacht ein neuer Streit. »Die Puppe ist nicht für sie allein bestimmt. Seit sie hier ist, ist ständig die Puppe verschwunden. Alles bringt sie in Unordnung. Immer hat die Puppe ihren festen Platz gehabt, niemand nimmt die Puppe mit auf sein Zimmer, nur sie. Neulich lag die Puppe sogar in ihrem Bett, und dort gehört sie nicht hin.« Frau X. versucht sich zu rechtfertigen: »Ich tue doch nichts schlimmes. Ich nehme mir nur ab und zu die Puppe und kuschele ein bischen mit ihr, ist das so schlimm?« »Die Puppe gehört auf ihren Platz, alles muß seine Ordnung haben, wenn das jeder machen würde. Außerdem kuschelt man in Ihrem Alter nicht mehr mit Puppen.«

Im Sinne Winnicotts handelt es sich bei der hier vorgestellten Puppe um einen Tröster, mit dem geschmust und der liebkost wird. Dieser nimmt eine Parallelstellung zum Übergangsobjekt ein. Ein Übergangsobjekt dagegen ist ein Gegenstand, von dem man sich nicht mehr trennen mag, z. B. die Decke, die auch beim Waschen nicht losgelassen wird. In der Pflege dementieller Menschen spielen Übergangsobjekte, in der Altenpflege Tröster eine besondere Rolle.

Als Übergangsobjekte bezeichnet Winnicott den ersten Besitz des Kindes, dem das Kind eine bestimmt Bedeutung verleiht. Der Besitz wird als nicht zum Selbst gehörend erkannt, er wird aber wichtiger als die Mutter/Bezugsperson. Das Übergangsobjekt kann sehr verschieden sein; zumeist ist es ein Stofftier, eine Puppe oder etwas Weiches. Das Objekt wird leidenschaftlich geliebt, mißhandelt, und es darf nicht verändert werden. Ein Übergangsobjekt ist ein Mittel gegen die Angst. Insbesondere Trennungserlebnisse können die Verwendung des Übergangsobjektes psychopathologisch beeinflussen. Übergangsobjekte zeigen eine psychische Entwicklung an, die beim Kind Selbständigkeit und Individuation markiert; beim alten Menschen zeigen sie das Festhalten an einer Restautonomie und Umweltkontrolle an. Winnicott unterscheidet allerdings zwischen Übergangsobjekt und Fetisch, wobei ein Fetisch als ein erstarrtes Übergangsobjekt bezeichnet wird. Fetische sind in der Altenpflege häufig Medikamente, die medizinisch nicht mehr gebraucht werden.

Doch noch einmal zurück zum Beispiel: Bearbeitet wird ein Trauerprozeß, Schmerz, der durch Frau X. an die Heimbewohner herangetragen wird. Ihr Schmerz ist aber anscheinend zu bedrohlich, er wird aggressiv beantwortet: Anstatt Mitleid bekommt sie einen Tadel, und sie wird – dies ist besonders wichtig – mit ihrem Schmerz in der Gruppe isoliert, d. h. in der Gruppe der Heimbewohner ist für dieses Gefühl des Trauerns um das Verlorene kein Platz, wahrscheinlich aus Angst vor der Intensität der Trauer. Die Isolation in der Gruppe läßt Frau X. auf eine Puppe zurückgreifen, die das schmerzliche Gefühl des Verlustes erträglicher machen soll. Die Gruppe reagiert daraufhin verbietend; Gefühle der Trauer bedrohen die Ordnung, das Erwachsensein und damit den Status der Heimbewohner als Erwachsene, denn »man spielt in Ihrem Alter nicht mehr mit Puppen«. Die Heimbewohner reagieren auf den Schmerz von Frau X. mit Angst, mit Verboten und mit Isolation. Diese Isolation läßt den Tröster häufig als einzigen Ausweg erscheinen. Die Fallvignette ist zudem ein Hinweis darauf, daß in den Heimkonzepten und in den Pflegekonzepten Räume des Trauerns zu wenig geboten und Schmerz über das Verlorene zu wenig erlaubt werden.

Übersiedlungen ins Heim sind Traumatisierungen, die als solche anerkannt werden müssen. Diese Traumatisierungen werden immer wieder auch regressiv verarbeitet. Frau X. bedient sich der Puppe als Ersatz für ein »gutes Objekt«, welches ihr Trost, Zuspruch, Mitgefühl und Hilfe bietet. Sie hat dieses gute Objekt zuerst über Kontaktaufnahme in der Gruppe gesucht und dort nicht gefunden. Insofern ist das Kuscheln mit der Puppe eine Objektregression. Gesucht wird ein Gefühl des Nicht-Verlassenseins, der Sicherheit, des Angenommenseins. Heimkonzepte müssen für diese Suche Räume bieten.

Libidoregressionen oder: Über Demenz und Anarchie

Wer im Pflegeheim als Beraterin und Supervisorin arbeitet, sieht sich sehr bald mit Symptomen konfrontiert, die dem gängigen Altersbild des triebverzichtenden Menschen zutiefst widersprechen. Triebhaftigkeit spielt hier eine große Rolle und ist für Schwestern und Pfleger immer auch eine Belastung. Bedeutend ist für das Personal immer wieder die Libidoregression, d. h. der Rückzug der Bewohner auf autoerotische Befriedigungsformen. Libidoregressionen können nach dem Phasenmodell der Libidoentwicklung in narzißtische, orale, anale und genitale Formen unterteilt werden. Libidoregressionen sind für die Schwestern belastend, weil sie in besonderer Weise den triebhaften Teil der Person des Erkrankten mit seiner triebtypischen Gewalt in die Institution bringen. Libidoregressionen sind anarchistisch und schwer zu kontrollieren. Sie bewirken Scham und Schamabwehr im Netzwerk des Dementen, aber auch beim Dementen selbst.

Fallvignetten:

Eine Sozialarbeiterin berichtet anläßlich eines Fortbildungsseminars von ihrer eigenen Mutter, die sich durch eine dementielle Erkrankung sehr verändert habe. Aus ihrer gepflegten und warmherzigen Mutter sei eine patzige, das Pflegepersonal beißende, nachlässige Frau geworden. Die Lieblingsbeschäftigung der Mutter sei es, sich aus ihrer ehemaligen perfekten Aufsteckfrisur viele kleine Zöpfchen zu flechten. Kaum habe man sie frisiert, beginne sie damit, ihr Haar aufzulösen und Zöpfchen zu flechten – zum Leidwesen des Personals, welches dauernd Haarnadeln suchen müsse, um die Bewohnerin wieder ordentlich zu frisieren. Die Tochter war zwischen einem Impuls des Lachens und des Sich-schämens hin- und hergerissen. Vor allem aber wollte sie ihre Mutter so wie früher haben. Die Veränderungen weckten Trennungsängste.

Eine dementiell erkrankte Ordensschwester exhibitioniert sich regelmäßig. Sie reißt sich den Habit vom Körper und läuft unbekleidet herum, bis sie wieder »eingefangen« wird. Das Netzwerk, die Schwestern des Mutterhauses, reagieren mit ausgesprochener Scham und beschließen, ihr den Habit wegzunehmen. Sie sehen sich verpflichtet, die Kleidung, die auch ihrer Person Würde verleiht, zu schützen. Das Problem besteht darin, daß die dementielle Ordensfrau durch ihre lange Zugehörigkeit zum Orden keine zivile Kleidung kennt und schließlich nur noch in Nachthemd und Morgenmantel gekleidet wird. Ihr Verhalten macht das Pflegepersonal traurig und hilflos. Es zeigt aber, wie sehr die institutionellen Normen eine Verwirrung verstärken.

Eine Krankenschwester berichtet im Rahmen einer Weiterbildung von einer Bewohnerin, die ihren Kot versteckte und hütete wie einen Schatz. Der üble Geruch im Zimmer sorgte für erhebliche Unruhe unter dem Pflegepersonal. Eine genaue Suche der Exkremente verlief ergebnislos. Mit sichtlichem Vergnügen berichtete diese Krankenschwester, wie sie die Bewohnerin beim Spielen mit ihrem Kot ertappte. Mit den Worten »Noch eine Frikadelle für den Herrn Jesus« strich die Frau den Kot in die Seiten einer Bibel, die in einem Schutzumschlag steckte und mit einem Reißverschluß zugezogen werden konnte. Größer als der Ekel war in diesem Fall die Lust an dieser Situation, die auch die Gruppe spürte, ganz so, als ob die Anarchie der Libido, die die Ordnung der Institution sprengt, auch vom Personal heimlich mit Beifall bedacht würde. Das institutionelle Gefängnis des rationalen Ablaufes kann durch solche Manöver überwunden werden. Die Bewohnerin kontrolliert mit ihren analen Spielchen die Umwelt und führt die Institution mit ihren vielfachen Regularien »an der Nase herum«.

Libidoregressionen sind demnach Gegenbemächtigungen. Sie sind anarchistisch anmutende, radikale Befreiungen aus dem Zwangskorsett der gepflegten Dame, der asexuellen Schwester und der sauberen, bibellesenden Frau. Die geschilderten Einblicke zeigen die Hilflosigkeit der Umwelt, aber offensichtlich auch ein gewisses Vergnügen des Personals an diesen Regressionen. In Fortbildungen werden solche Geschichten immer wieder erzählt, und der ganze Kurs lacht dann, um im nächsten Moment die Tragik der Angelegenheit zu betonen und das empfundene Vergnügen an den Geschichten zu leugnen. Die Schwestern und die Institutionen werden künftig entscheiden müssen, in welchem Rahmen sie der Triebhaftigkeit der dementen Bewohner nachgeben und wie sie entsprechend ihre Angehörigenarbeit und ihr Dienstleistungskonzept gestalten wollen.

Gleichzeitig möchte ich bei den Libidoregressionen betonen, daß diese neben dem Aspekt der Gegenbemächtigung immer auch als ein Ausdruck von großer Hospitalisierung und entsprechender Deprivationen verstanden werden können oder müssen. Der Rückzug auf den eigenen Körper und auf die Körperfunktionen als Quelle autoerotischer Befriedigung zeigt an, daß es andere, schöpferische Quellen der Befriedigung für die alten Menschen selten gibt. Bei einer Diagnose des Verhaltens ist es deshalb von großer Bedeutung, Quellen der Deprivation und Isolierung identifizieren zu können, um Pflege und Rehabilitation besser zu planen. Jemand, der tagein, tagaus – wie der Patient des ersten Beispiels – auf eine kahle Decke schaut, und über sehr lange Zeit nur ein von der Institution gestelltes Bett und Nachtschränkchen hat, depriviert.

Der Selbstheilungsversuch im Ausagieren der Schmierlust zeigt zum einen, daß nur der Körper als Lustquelle übrig bleibt, daß zum anderen in der autoerotischen Befriedigung eine Form der Angstbewältigung liegt. Die Umwelt wird weniger bedrohlich, wenn ich den anderen Angst bereite, und sei es auch nur dadurch, daß ich deren Triebangst wecke.

Gefahren der Kollusion und Ausblick

Die Krankenpflege wird als weiße Berufskultur bezeichnet. Mit »weiß« wird in unserer Gesellschaft das Nicht-Triebhafte, das Jungfräuliche und das Unschuldige umschrieben. Das Bild von der Pflege als »weiße« Berufskultur beruht auf der Spaltung von Sexualität und Mütterlichkeit, die für das bürgerliche Frauenbild konstitutiv ist (vgl.: Wartmann 1982). Die gute Frau ist die Frau, deren Sexualität im Konzept der Mütterlichkeit vollständig aufgegangen ist. Sie ist helfend, berechenbar und anständig.

Ihr Sexualtrieb ist im Sinne des Dienstes an den Schwachen der Gesellschaft vollständig sublimiert. Die ideale Schwester ist schön, aber nicht triebhaft, sie ist lenkend und bestimmt, aber nicht aggressiv. Verschiedene Theorien, vor allem aus der Geschlechterforschung, bescheinigen diesem Frauentypus eine hohe Triebängstlichkeit, die sich in der Konfrontation mit Triebhaftigkeit kollusiv, also als destruktives Zusammenspiel zwischen der Gruppe der Patienten und den Schwestern entwickeln kann. Die Triebängstlichkeit des Pflegepersonals bezieht sich zum einen auf die Verleugnung insbesondere der aggressiven, aber auch der sexuellen Impulse. Diese werden eher projektiv in den Bewohnern gesehen, wodurch die pflegerische Beziehung einseitig wahrgenommen wird. Patienten sind danach schwierig, selbstgerecht, anstrengend, während die Schwestern sich ausschließlich als fürsorglich, altruistisch und helfend wahrnehmen. Ursache für diese Spaltung in »Engel« und »Teufel« sind große Ängste vor der eigenen Aggression. Die Triebangst der Schwestern muß als bedeutendes Professionalisierungshindernis und als Kommunikationssperre begriffen werden.

Angst als bedeutsamer Bestandteil pflegerischer Interaktion sollte in diesem Beitrag erläutert und aufgezeigt werden. Dabei ist es bedeutsam, daß Angst selten als solche direkt einfühlbar ist. Sie kommt meist in ihrer abgewehrten Form daher, als Reaktionsaggression, als Aggression im Sinne der Verteidigung der eigenen Ich-Grenzen und in der besonderen Gegenübertragung, dem Gefühl des Gefressenwerdens. Diese Gefühle in der Pflege können als Spiegelungen der inneren Realität der Bewohner gedeutet werden. Gespiegelt werden mit dem Gefressen-Werden und den Reaktionsaggressionen vor allem paranoide Ängste, d. h. die Ängste der Bewohner, von der Institution oder auch vom Alter bzw. von ihrem eigenen Körper verschlungen und zerstört zu werden. Das Personal reagiert auf Ängste in der Regel mit Flucht in die Struktur der Institution: Die Bewohner werden daran erinnert, daß die Schwester für viele sorgen muß. Ihnen wird gesagt, wieviel die Schwester ansonsten zu tun hat. Ihnen wird bedeutet, daß es keine Zeit für sie gibt.

In den Altenheimen fehlt derzeit eine Kultur, Angst überhaupt angemessen ausdrücken zu können und sie in der Interaktion mit Bewohnern zu deuten. Die Möglichkeit der Angst müßte als potentieller Faktor im Zusammenleben im Altenheim akzeptiert werden, um sie in die Pflegeplanung stärker einbeziehen zu können. So könnte die Kommunikationslosigkeit, die Stummheit der Symptome partiell überwunden werden. Hierzu bedarf es einer Entwicklung interpersoneller Theorien des gesamten Bereiches der Gerontopsychiatrie und einer stärkeren Verankerung psychoanalytischen Wissens, insbesondere der Objekt-Beziehungstheorie in der Pflege.

»Das wird schon wieder« oder: Über den Zusammenhang von Angst und Aggression

Ein Zivildienstleistender berichtet über seine Arbeit in einem ambulanten Pflegedienst und löst eine bundesweite Debatte aus

Im November 1994 sorgte der Bericht eines Zivildienstleistenden in der Wochenzeitung DIE ZEIT für größeren Aufruhr. Jochen Temsch, der 23jährige Autor, bot Leserinnen und Lesern nicht nur Einblicke in seine Arbeit als Zivildienstleistender in der ambulanten Altenpflege, sondern er ließ auch eine breite Öffentlichkeit in sein Seelenleben blicken. Gefühle in der Pflege live – jenseits eines professionellen Habitus und des »Das-macht-mir-alles-gar-nichts-aus-Mythos«, den sich Pflegende angesichts ihrer Gefühle zulegen.

Temsch legt seinen Leidensdruck, seine Gefühle des Verfolgtseins von Krankheit, Verfall und Tod und seine Hilflosigkeit in drastischer Weise offen. Er macht Dimensionen der Altenpflege zum Thema, die in den Bereich des Geheimnisses der Professionskultur und auf der Ebene der Institution in den Bereich der institutionellen Nicht-Kultur gehören. Darüber spricht man nicht oder nur in Chiffren und Symptomen. Temsch erzählt von Dimensionen, die üblicherweise dem Schweigegebot und dem Abwehrmechanismus unterliegen.

Der Tabubruch des Autors wurde seinerzeit heftig bestraft. Er wurde als Bösewicht und typischer Vertreter einer jungen, egoistischen Generation identifiziert, vor der es einem grauen müßte. Die Resonanz bewegte sich zwischen moralischer Empörung und Angst der Alten vor den Jungen. Pflegende reagierten indes in Leserbriefen teilweise sehr positiv und fühlten sich in ihrer Arbeit gesehen. Temsch, so das Echo, habe einen Vorhang weggezogen.

Tatsächlich bietet der Artikel von Temsch mehr als einen Anlaß zur

Empörung oder zum Schwadronieren über das Generationenverhältnis. Er zeigt auf, was geschieht, wenn Institutionen ihren Mitgliedern keinen konzeptionellen wie professionellen Halt mehr geben können und wenn die Bedürfnisse und Bedürftigkeiten der Klientel die Konzepte der versorgenden Institutionen sprengen. Dieses Problem ist gerade in sozialen Institutionen bedeutsam, die aus den unterschiedlichsten Gründen die Anpassung ihrer Konzepte an die Probleme der Gegenwart verpaßt haben. Tatsache ist, daß die Institutionen vom Strukturwandel des Alters mit seinen neuen Phänomenen wie Multimorbidität, Hochaltrigkeit, vermehrtem Auftreten von Demenzen erfaßt wurden. Altenheime entwickelten sich zu Pflegeheimen und Sterbehäusern, ohne konzeptionell darauf eingerichtet zu sein. Geredet wurde stattdessen vor allem von der aktivierenden Pflege, von Prävention und von einem positiven Altersbild, ohne ausreichend zur Kenntnis zu nehmen, daß Heimbewohner erst dann in das Heim kommen, wenn die häusliche Pflege quasi zusammenbricht. Auf der anderen Seite steht der Mythos der »guten Familie« und des »schönen Sterbens zu Hause«. Dieser Mythos täuscht über strukturelle Unterversorgung alter pflegebedürftiger Menschen in der häuslichen Pflege hinweg. In der Altenpflege und Alterssozialpolitik werden eben immer noch Konzepte für die Probleme von gestern gemacht. Gerade Pflegende werden so immer wieder zu Zeugen, aber auch zum Lastesel anachronistischer Strukturen.

Jede Geschichte, die der Zivildienstleistende erzählt, zeigt interessanterweise konzeptionelle Defizite, professionelle Mißverständnisse und zugleich Anforderungen an die soziale und kommunikative Kompetenz in der ambulanten Pflege auf. Für die Bearbeitung des Berichtes bietet sich deshalb eine kasuistische Herangehenweise an. Dazu wird der Bericht abschnittweise zitiert und interpretiert.

Der Mythos vom »guten Sterben zu Hause«

»Ich friste mein Dasein als Klischee. So ein richtiger Arschwischer bin ich geworden. Ich wechsele Windeln, salbe furunkulöse Rücken, spritze knochentiefe Wunden mit Desinfektionsmitteln aus, verbinde nässende Eiterbeulen, lasse mich ansabbern aus zahnlosen Mündern und anspeien mit Blut und den unverdauten Resten von Babynahrung. Ich betrete Räume voller Miasmen und fasse an, was die Sterbenden absondern. Ich arbeite an den Körperöffnungen der Menschen. Dort, wo der einzelne aufhört zu existieren, wo er sich langsam auflöst und zu einem übelriechenden Haufen welken Fleisches wird. Meine Patienten sind gelähmt, verkalkt, verkrebst, offen hirnschwündig und fast schon tot. Die Ärzte entlassen sie aus den Kliniken, damit sie zu Hause sterben können.«

Mit dieser Klage behauptet Temsch zunächst, daß ihm die Krankheiten und Leiden seiner Patienten die Personenwürde rauben. Sie machen ihn zum Minderwertigen, zum Erniedrigten. Er wird ihnen ähnlich. Die Patienten, die Temsch versorgt, sind an ihrer Krankheit gescheitert, die Ärzte haben sie deshalb nach Hause entlassen, abgesondert. Temschs Blick ist ein regressiver Blick, sein Blick gilt nicht der Person, sondern Körperteilen. Er spricht nicht von Menschen, sondern von Körperöffnungen. Sein Ekel erscheint in diesem Abschnitt als das dominierende Gefühl in der Pflege.

Ekel und Grauen gehören nach Sullivan (1981) zu den sog. Nicht-Ich-Anteilen der Person, zu solchen Anteilen, die unter dem Eindruck und der Erfahrung starker Ängste entstanden sind und einen Lernprozess unmöglich machen. Diese Anteile führen ein Schattendasein in der Psyche, sie sind nicht in das Ich integriert. Die Angstquelle, die den Autor in heftige Ekelgefühle stürzt, ist der Körper, der sich jeder Ordnung entzieht, der lebend und sterbend zugleich ist.

Traditionell werden die Ängste der Lebenden angesichts des Todes religiös durch das Gebet verarbeitet. Auch in der Altenpflege dominierte lange das karitative Leitbild, welches die Pflege als Barmherzigkeit gegenüber dem Pflegebedürftigen definiert. Pflege ist der klösterlichen Buße zugeordnet, und es galt der christliche Grundsatz: »Wer sich selbst erniedrigt, der wird erhöht werden.« Mit diesem Erhöhungsversprechen bekam auch die Arbeit am Körper, einschließlich des Berührens der Körperinhalte, für die Pflegenden einen Sinn. Sie wurde zur charismatischen Kompetenz umdefiniert. Viele Bilder in der Krankenpflege, z. B. das Bild der Schwester als Engel der Gefangenen, erzählen noch davon.

Mit dem Siegeszug des (zweck-)rationalen Leitbildes, das Pflege als ärztliche Hilfsfunktion definiert, ist dieser Sinn verloren gegangen. Pflege wurde zum technischen Problem. Kunden und Profis tauschen hier Dienstleistungen aus, der Regelkreis wurde geradezu zum Paradigma erhoben.

Im Rahmen dieses (zweck-)rationalen Leitbildes spielen Gefühle in der Pflege, vor allem die geschilderten, allenfalls eine störende Rolle und werden der einzelnen Pflegekraft zugeordnet. Dies war auch in den Leserbriefen zu spüren. Gesucht wurde der Schuldige, Temsch wurde als krank und neurotisch bezeichnet.

Die Hegemonie des rationalen Leitbildes in der Pflege hat den Umgang mit den Körperausscheidungen und der Irrationalität der Pflegebedürftigen quasi auf den Kopf gestellt. Aus den charismatischen Figuren sind »Arschwischer« geworden; nur Mutter Teresa, so scheint es, konnte ihr Charisma noch retten.

Da es nun aber mehr als ein sachliches/fachliches Problem ist, jemandem Kot zwischen den Zehen zu entfernen, steht die Entwicklung eines Leitbildes an, welches dieses Sinnvakuum ausfüllt. Dies wird nicht nur Aufgabe einer künftigen Pflegewissenschaft sein, es geht auch um ideologische Entrümpelung. Die Spaltung zwischen der Familie als regressivem Ort, an dem der alte Mensch geborgen ist und den Institutionen als Orten des technischen Fortschrittes, diese strukturkonservative Ideologie stellt Gefühle in der Pflege außerhalb des Systems und macht Pflegende auf diese Weise stumm. Die Bewältigung der Gefühle in der Pflege wird auch in den Institutionen ein bedeutsames Thema werden müssen, und dies um so mehr, als traditionelle Bewältigungsstrategien, z. B. das Gebet im Sinne des karitativen Leitbildes von Pflege, nicht mehr zur Verfügung stehen.

Gegenwärtig geschieht indessen das Gegenteil. Anstatt vor dem Hintergrund immer stärker werdender Belastungen im Pflegealltag die Kommunikation innerhalb der Institution zu verdichten, dünnt sich diese immer mehr aus. Sie wird, wie Temsch es ausdrückt, zur »dienstlichen Notdurft«. Rudnitzki/Voll (1991) sprechen in diesem Zusammenhang von institutioneller Aphasie.

Pflege als Schicksal

Einer hatte einen Leistenbruch. Er war mit seinen 85 Jahren geistig fit ins Krankenhaus eingeliefert worden. Die Narkose raubte ihm den Verstand. Wir holten ihn aus einem von oben bis unten verschissenen Bett. Seine Tochter war physisch wie psychisch am Ende und zitterte am ganzen Leib. Sie sagte, tagsüber sei er immer ganz ruhig und

schlafe friedlich. Nachts dagegen stehe er auf, saufe Schnaps und stecke sich Zigarren an. In Wirklichkeit langt ihm das noch nicht, denn er kackt auch in seine Nachtschubladen rein. Pissen tut er in den Schrank. Ich wundere mich noch, warum der Boden im Schlafzimmer aus nackten Holzdielen besteht. Wie bei den Tieren – ist besser abzuwaschen als Teppich.
Wir zogen den Alten aus und steckten ihn in die Badewanne. Er besitzt noch nicht einmal eine Zentralheizung, nur Kohleöfen. Der beißende Rauchgeruch überdeckt den allgegenwärtigen apokalyptischen Gestank des Abtretens von dieser Welt wenigstens ein kleines bißchen. Aber der Leistenbruch. So etwas habe ich noch nie gesehen. Ich fragte mich schon, als der Mann noch seinen Schlafanzug trug: Was hat er denn an den Beinen? Seine Hose war so seltsam ausgebeult. Das waren seine Hoden. Wir schrubbten und schmirgelten diesen schlaffen Körper mit unseren Waschlappen. Und die angetrocknete Kacke hing in jeder Pore fest, wollte einfach nicht von ihm heruntergehen. Nachher setzten wir den Alten auf einen Stuhl, kämmten ihn und machten ihm ein Fußbad. Jetzt kam die Feinarbeit. Ich kniete mich hin und zwängte meinen Zeigefinger in die engen Zwischenräume seiner rissigen, verwachsenen und brandigen Zehen – und pulte auch dort die Scheiße hervor. Die Tochter des Alten war ganz erstaunt. »Ja, auf die Idee, sein A-A an so einer Stelle rauszumachen, wäre ich nicht gekommen.« Dann lachte sie noch so hysterisch, als hätte sie einen guten Witz erzählt. Ich glaube, sie hatte einen sitzen. Bald kehrte Routine ein.
Eines Nachts öffnete er einen Kohleofen und stocherte in der Glut herum. Seine Tochter meinte am nächsten Tag, er habe versucht, das Haus anzuzünden. Wieder lachte sie hysterisch. Meine Kollegin meint, bald sei auch die Tochter pflegebedürftig. Vor zwei Tagen ist der Alte gestorben. Wir sind alle sehr zufrieden darüber.

An diesem Beispiel zeigt sich, wie alle Beteiligten gegen die Situation extremen Widerstand entwickeln und sie auf ihre Weise zu verändern suchen. Der alte Mann wehrt sich auf seine Weise gegen sein Schicksal, an der Krankheit zu scheitern und in einem Zimmer dahinzuvegetieren. Mit typisch männlichen Mitteln – Schnaps und Zigarren – und einem beachtlichen analen Trotz »Ich scheiß Dir was, und zwar in Schrank und Schublade.« versucht er, seine Situation wieder in den Griff zu bekommen, seine Autonomie zu demonstrieren. Die Strategien, zu denen er greift, um aus Gefühlen von Ohnmacht und Hilflosigkeit herauszufinden, sind weit verbreitet und entsprechen einem durchschnittlichen männlichen Bewußtsein. Männer greifen in frustrierenden, besser »kastrierenden« Situationen zur Flasche und zur Zigarre und demonstrieren so, »was sie vertragen können«. Sie entziehen sich der Abhängigkeit von Frauen, indem sie selber »wirtschaften«. Insofern zeigt das Verhalten des alten Mannes männlichen Widerstand gegen weibliche Bevormundung. Es ist gleichzeitig eine Antwort auf das narzißtische Trauma der Körperohnmacht. Der alte Mann versucht, mit seinem Verhalten an vertraute Handlungsmuster anzuknüpfen; wahrscheinlich weisen diese Strategien eine hohe biografische Kontinuität auf.

Seine Tochter protestiert auf andere Weise gegen die Situation. Sie verweigert sich. Sein Kot ist angetrocknet und muß abgekratzt werden. Sie lacht hysterisch, d. h. sie kann nicht trauern, obwohl ihre Situation verzweifelt ist – ähnlich wie die ihres Vaters. Nach Einschätzung des Autors ist sie angetrunken, d. h. sie versucht eine ähnliche Lösung wie ihr Vater. Mit ihrem Verhalten zeigt sie, daß sie die Situation für unentrinnbar hält, für etwas, was sie aushalten und erdulden muß. Ihre Rebellion besteht im Kichern, im Verweigern und Trinken.

In der ganzen Schilderung bleibt allerdings unklar, welche rehabilitativen Anstrengungen nach der Operation unternommen worden sind, um den Patienten zu orientieren. Ein gestörter Tag-Nachtrhythmus läßt sich medikamentös einstellen. Vernetzungen zwischen Krankenhaus und Sozialstation böten Möglichkeiten einer Pflegeplanung. Ein biografisch orientiertes Pflegekonzept auch im Bereich der ambulanten Pflege eröffnet Strategien des Umganges. Stattdessen wird der Patient »zum Sterben« nach Hause entlassen, was ja wohl bedeutet, daß nichts mehr für seine Situation zu Hause getan wird. Der Fall, so wie er beschrieben worden ist, zeigt beachtliche Netzwerk- und Schnittstellenprobleme in der gesundheitlichen Versorgung alter Menschen. Es fehlt an Entlassungsstandards, d. h. an ausgearbeiteten Entscheidungskriterien für die Entlassung. Es fehlt offensichtlich an Institutionen zwischen Krankenhaus und Pflegeheim; es fehlt an abgestimmten Behandlungs- und Pflegekonzepten; es fehlt an Begleitung und Unterstützung der Angehörigen. So sind alle Betroffenen überfordert, aggressiv und verzweifelt.

Die Situation wird vielmehr formal ertragen und innerlich mit Flucht und Selbstzerstörung beantwortet. Bald sei auch die Tochter pflegebedürftig, meint die Krankenschwester. Diese Perspektive ist nicht unwahrscheinlich, folgt man den Ausführungen von Naegele/Schmidt (1993, S. 8). Die Gerontologen zitieren eine Untersuchung, nach der 70 % aller pflegenden Angehörigen, vor allem Ehefrauen, Töchter und Schwiegertöchter, ebenfalls gesundheitlich beeinträchtigt sind. Dies hat nicht nur mit der physischen Belastung zu tun, sondern mit Denkweisen und Überzeugungen im Sinne einer totalen Loyalität und Verantwortung, die kaum Grenzen anerkennt und die Pflege als Schicksal oder Vorbestimmung deutet. Die Deutung der Pflege als Fatum zementiert die Unentrinnbarkeit der Angehörigen und ist ihrerseits ein Anachronismus, der konzeptionelle und professionelle Chancen verschwinden läßt. Das, was Temsch als Schicksal des Abtretens von dieser Welt beschreibt, ist in beachtlicher Weise durch Lücken in den Konzepten vorprogammiert.

Auch der Zivildienstleistende Jochen Temsch versucht, die Situation durch Aggressivität zu meistern, jedoch liegt seine Rebellion in einer trotzigen Jetzt-erst-recht-Haltung. Er zwingt sich, wie er Lesern und Leserinnen mitteilt, von Anfang an dazu, hinzugucken und hinzufassen. Seine Sprache ist makaber, und es entsteht der Eindruck des »Cool-seins«. Cool-sein ist der Bewältigungsversuch von Hilflosigkeit im Sinne einer Mutprobe. Ganz im Sinne des rationalen Mythos versucht Jochen Temsch, die Pflege des alten Mannes zu einem sachlichen Problem für sich umzudefinieren – eine Pflegemaschine, die nur funktioniert. Diese Haltung liegt auf einer ähnlichen Ebene wie Trinken, Zigarrenrauchen, Kichern. Sie ist ein einziger Protest gegen die Situation und Ausdruck heftiger Ängste. Cool-Sein ist zudem eine sehr generationsspezifische Antwort Jugendlicher und junger Erwachsener auf Not, Elend und Verzweifelung. Man läßt sich nicht mehr anstecken vom Mitgefühl, sondern die Elenden, die Verzweifelten werden verhöhnt.[3]

Jochen Temsch stilisiert sich zum Befehlsempfänger, zur Pflege-

3 Diese Haltung wird auf Sozialisationsbedingungen zurückgeführt, die in fehlende Objektkonstanz, labile Ich-Struktur, geringe Frustationstoleranz und geringe Introspektionsfähigkeit einmünden. Gründe hierfür sind die Allgegenwärtigkeit von Gewalt und die Ohnmacht in der Gesellschaft, sozialen Problemen wirklich zu begegnen. Ausgemacht werden Auflösungsprozesse im Kern der Gesellschaft, ja des Gesellschaftlichen überhaupt. Es kommt, wie Habermas es beschrieben hat, zu einer Entkoppelung von System und Lebenswelt (vgl.: Rohr 1995, S. 221).

maschine, die funktioniert und »cool« ist, unerreichbar für das Elend der Pflegebedürftigen, aber auch für deren Person. »The show must go on!« Sich nicht berühren lassen – auch dies ist eine Angstbewältigungsstrategie angesichts von immer mehr sozialen Problemen in der Gesellschaft.

Die Schilderung des Falles wird mit den Sätzen geschlossen: »Vor zwei Tagen ist der Alte gestorben. Wir sind alle sehr zufrieden darüber.« Diese Sätze haben viel moralische Empörung ausgelöst, sie sind andererseits als Wahrheit in der Pflege auch begrüßt worden. Die gesamte Situation kann demnach als ein Warten auf den Tod des Pflegebedürftigen verstanden werden, wobei es in dieser Konfiguration ganz offensichtlich nur diese von allen Pflegenden akzeptierte Lösung gibt. Für den Pflegebedürftigen eine bittere Perspektive, die seine Rebellion gegen diese Haltung, mit den Mitteln von Schnaps, Zigarren und Kot, noch einmal verständlicher erscheinen läßt. Er wollte noch nicht sterben.

Das Konzept der »liebenden Laien«

Von Interesse ist es, die Ursachen dieser allseitigen Regression auf eine trotzig verweigernde Stufe aufzuklären:

These 1

Sie ist eine Antwort auf die ideologische Fesselung durch ein spezielles Familienkonzept, das der häuslichen Pflege vor professioneller Pflege den Vorrang gibt. Dieses Konzept ist u. a. in der Pflegeversicherung festgegossen. Die Familienideologie stellt den Pflegequalitätsbegriff geradezu auf den Kopf, wird doch behauptet, daß eine qualitativ hochwertige Pflege am besten von »liebenden Laien« ausgeführt werden kann.

These 2

Die allseitige Regression im Fall ist eine Antwort auf eine gewachsene Arbeitsteilung von Angehörigenpflege und professioneller ambulanter Pflege. Das Konzept der ambulanten Pflege hat bislang eine Polarität von Emotionalität und Geborgenheit auf der Seite der Familie und Effizienz und Funktionalität auf der Seite der ambulanten Einrichtung vorausgesetzt. Damit ist die Funktionspflege als dominierender Typus in der ambulanten Pflege konserviert worden. Gleichzeitig werden Lebens- und Problemlagen ausgeschlossen, die sich nicht in das funktionale Konzept einfügen lassen. Auf diese Weise ist die Ideologie der pflegenden Familie ein beachtlicher Innovationskiller.

Durch die Disparität von Lebenslage der Pflegebedürftigen und den Organisationsformen der Hilfe entstehen nicht nur reale Versorgungslükken, sondern die beteiligten Menschen und Akteure regredieren und produzieren Symptome. Eine Pflegerin wird zum »Zerberus«, der die Menschen abklappert, eine Tochter trinkt, und ein alter Mann protestiert mittels Kot und Schnaps. Jedoch werden die Symptome wiederum ideologisch auf der Folie regressiver Familien- und Generationsbilder moralisch interpretiert. So entsteht das Bild der armen Alten und der bösen Pflege oder Familie. Umgekehrt entsteht immer wieder auch das Bild der armen erschöpften Familie, der überarbeiteten Pflege und der bösen Alten. Allen Mustern gleich ist, daß diese Ideologien auf das Alltagsbewußtsein beschränkt sind, das gleichermaßen im Sinne einer Trivialisierung[4] die politische Basis des Konzeptes der häuslichen Pflege darstellt.

Die Gerontologin Gertrud Backes (1992) hat in diesem Zusammenhang darauf aufmerksam gemacht, daß im Vierten Familienbericht der Bundesregierung von 1986 zwei Familienbilder existieren: Die abschiebende Familie, die die Pflege selbst nicht übernimmt, und die pflegende, aber überforderte Familie. Diesen Bildern läge eine Konzeption von Familie zugrunde, die sich über Blutsverwandtschaft und Unauflösbarkeit konstituiert. Das eigene Erwachsenwerden, die Ablösung von den Eltern, die Auflösung der Herkunftsfamilie über die Familiengründung der Kinder, d. h. die Institutionalisierung eines Lebens- und Familienzyklus, werden geleugnet. Oder wie Brumlik (1992) es ausdrückt: Die Pflicht zur Dankbarkeit und zur Fortpflanzung bestimmt die Ethik des Generationenverhältnisses. Dieses allumfassende Konzept von Familie zieht ein reduktionistisches Konzept von Altenpflege geradezu nach sich: stationäre Pflege bei abschiebender, ambulante Pflege bei überforderter Familie.

4 Ich beziehe mich hier auf das Konzept der Trivialisierung von Ulrich Beck, welches im Rahmen der Verwendungsforschung (Verwendung sozialwissenschaftlichen Wissens im politisch-administrativen) entwickelt wurde. Beck geht davon aus, daß sozialwissenschaftliches Wissen lediglich gebrochen in das politisch-administrative System einfließt (vgl.: Beck/Bonß 1989).

Erkenntnisse aus der Familienforschung

Die Bedeutung der Pflege alter Menschen für die Familiendyamik hat der Familientherapeut Michael Buchholz (1989) in einer bemerkenswerten Arbeit dargelegt. Buchholz zeigt auf, daß bei familialen Entscheidungen zum einen institutionelle, zum Beispiel rechtliche Einflüsse wirksam sind. Zum zweiten ist aber auch bedeutsam, welche Werte, Denkmuster, Überzeugungen und Sichtweisen eine Familie entwickelt hat. Buchholz nennt dies den ideologischen Aspekt der Familie. Schließlich werden in Familien auch unbewußte Dimensionen, d. h. Wünsche, Konflikte, Triebe und Ängste wirksam. Dies wird gemeinhin als familiale Dynamik beschrieben. Institutionelle, ideologische und unbewußte Aspekte des Familienlebens stehen nun einerseits in Abhängigkeit und Beziehung zueinander, sie müssen aber gleichzeitig als etwas Eigenständiges begriffen werden.

Buchholz plädiert dafür, Familie als »leeres Konzept« zu betrachten, was bedeutet, die Eigensinnigkeit ihrer Konfigurationen nicht normativ im Sinne wertkonservativer Familienmuster zu behandeln. Familie konfiguriere sich im Dreieck von institutionellen Vorgaben und Verpflichtungen als Generationenvertrag und Rechtsform zum ersten, von ideologischen Überzeugungen eines bestimmten Ideengutes, welches häufig über mehrere Generationen hinweg gepflegt würde, zum zweiten und von unbewußten Strukturen und Abwehrmechanismen ihrer Mitglieder zum dritten. Damit ist jede Familie etwas Neues, sie ist nur teilweise normativ zu verstehen. Insofern sind pflegende Familien nicht von vornherein gut, aber überfordert und Familien, die ihre älteren Angehörigen in einem Heim versorgt sehen wollen, sind nicht von vornherein abschiebend, defizitär und böse. Buchholz zeigt, daß ein Zusammenspiel von institutionellen, ideologischen und unbewußten Ebenen von Beziehungen in diesen Familien in eine sich selbst fesselnde Konfiguration mündet. Einziger Ausweg ist hier häufig das Symptom. Dabei muß die institutionelle Ebene nicht über Zwangsmittel im Sinne rechtlicher Pflichten organisiert werden. Genauso bindend erweisen sich Ideologien und Stereotypen. Sie verpflichten ebenfalls auf ein bestimmtes Bild. Eine Verletzung des familialen Bildes unterliegt in der Regel heftiger Abwehr durch Scham. Es wiederholen sich in der Pflege zwangsläufig bestimmte infantile Gefühle und Festschreibungen von alten Familienrollen und

Konflikten nicht zuletzt dadurch, daß die pflegenden Familienangehörigen wieder zurück in ihre pubertären Konflikte geworfen werden.

Institutionell befinden sich diese pflegenden Angehörigen im Gefängnis einer Polarität von abschiebender versus überforderter Familie. Ihre Ideologie läßt eine Kommunikation der inneren Realität nicht zu, der Konflikt drückt sich lediglich in Symptomen aus.

Na, wie geht es uns denn heute ? – Über die Scham und ihre Abwehr bei den Pflegenden

Wir betreten ein ungelüftetes Zimmer voller Kitsch und Nippes und häßlicher Kinderfotos. »Sind das Ihre Enkel, die sind ja süß. . .« Der Fußboden knarrt, die Standuhr tickt. Sie geht zwei Stunden nach. Ein Ehepaar ist zu versorgen. Die Frau hat offene Beine. Es sieht aus wie eine Mischung zwischen Verbrennung und Lepra. Der Mann ist blind. Er fragt, ob ich Deutscher sei. »Ja.« – »Gut, Ausländer sind Gschwärl für mich, das kann ich Ihnen gleich sagen«, sagt er todernst. Zerberus knurrt: »Jaja, aber wenn einer unserer ausländischen Krankenpfleger kommt, dann sind Sie auch froh, oder?« »Ich kann mir diese Pfleger ja leider nicht aussuchen!« schnauzt der Blinde zurück. Grinsend schiebt er sein Unterhemd hoch und feixt: »Haben Sie so was schon mal gesehen?« An seinem bleichen Wanst hängt ein mokkabrauner Plastikbeutel. Der Alte langt immer wieder hin und drückt den matschigen Inhalt mit den Fingern zusammen. Das erzeugt ein schmatzendes Geräusch, das mich an Grütze erinnert, in der man mit einem Löffel rührt. »Das ist ein künstlicher Darmausgang«, triumphiert er. Mein Herz beginnt zu hämmern.

Zerberus entfernt ein quadratisches Pflaster – und schon hält sie den Beutel in der Hand. Ich zwinge mich dazu, das Stück Darm anzugukken, das ganz runzelig, blutig, feucht und zuckend aus der Bauchdecke wächst. Man nennt dieses Stück heraushängenden Darms anus-präter, das heißt soviel wie Arschloch, nur auf Lateinisch. Zerberus nimmt eine Schablone und schneidet ein neues quadratisches Pflaster zurecht, um einen Beutel an dem Mann zu befestigen. Da rieche ich es: Langsam verbreitet sich ein Gestank im Wohnzimmer! Ein Gestank! Wie nach einer geplatzten Pestbeule. Wie nach einem offenen Grab. Es

stinkt direkt aus dem Darm heraus, entströmt geradewegs dem tiefsten Innern fauliger Eingeweide. Zerberus guckt mich neugierig an. Ich verziehe keine Miene.
Dann ruft der Alte ganz freudig überrascht: »Ha! Da kommt ja noch was raus!« Jetzt bricht meine Panik voll aus. »Oh nein, oh nein, oh nein, oh nein.« Zerberus eilt zu ihm hin: »Drücken Sie! Drücken Sie! Ja! So, daß alles rauskommt.« Ich will tot umfallen. Und er drückt. Zerberus hält ein Taschentuch unter das, was aus diesem hinfälligen Körper heraus will, und massiert ihn gleichzeitig, um ihm noch mehr zu entlocken.
Der Gestank steckt in sämtlichen Fasern meiner Kleidung, er hat sich in meinen Haaren festgesetzt und haftet auf meiner Haut. Zu Hause ziehe ich mich schon im Flur aus, werfe die Klamotten in die Wäschetonne und steige sofort unter die Dusche. Ich lasse das Wasser stundenlang an mir herabrinnen und parfümiere mich anschließend sehr stark ein. Ich benutze Arztseife, die antiseptisch sein soll, und reibe mich mit einem Desinfektionsmittel ab, das meinen Körper völlig austrocknet. Aber es hilft alles nichts. Der Gestank hängt mir stets in der Nase. Er schleicht sich aus meinem Gedächtnis, das ich nicht abduschen kann. Ja, man hat auch für Gerüche eine Erinnerung.

Pflege beruht, wie andere Dienstleistungsberufe auch, auf einem komplementären Arrangement von Rollen und Beziehungen. Edding (1988) hat für die Beziehungsebene drei Dimensionen benannt: die Dienstleistungsbeziehung, die professionelle Beziehung und die persönliche Beziehung.

Pflege ist, wie andere Formen professioneller Hilfe, auch ein Produkt, welches verkauft wird. Der Pflegebedürftige gilt als Kunde, der eine Leistung nachfragt. Edding weist darauf hin, daß die Verkaufsbeziehung von seiten der Anbieter in der Regel einem Tabu unterliegt. Verkaufte Gefühle oder verkaufte Hilfe widersprechen einem universalen ethischen Gebot: dem der Nächstenliebe. Für Rudnitzki (1995) resultiert aus dem Dilemma Verkaufsbeziehung versus Nächstenliebe ein konstitutiver moralischer Konflikt der Pflegenden. Die Scham darüber, daß man hilflos ist und für eine Leistung Geld nimmt, die man aus dem Gebot der Nächstenliebe heraus unentgeltlich erbringen müßte, wird in den helfenden Organisationen in der Regel mit Spaltung beantwortet. Die Verkaufsbeziehung in der Pflege findet ihren Platz im bürokratischen Teil der Organisation.

Hier interessieren Zahlen und Gewinne. Die Scham darüber, die Menschen »abzukappern«, wie es die Schwester im Artikel ausdrückt, wird zum inneren Konflikt der Pflegenden.

Neben die Dienstleistungsbeziehung tritt die Ebene der professionellen Beziehung. Im Mittelpunkt stehen die berufskundliche und fachliche Kompetenz der Pflegenden sowie der professionelle Habitus. Dieser Habitus ermöglicht es dem Patienten, sich relativ schamfrei in die Beziehung zu begeben. In der Fallvignette, die Jochen Temsch vorstellt, zeigt sich die Schwester in der Tat unberührt von den Gerüchen und der analen Lust des Patienten. Der Kranke, so schreibt Foucault (1991, S. 24), ist lediglich das Porträt der Krankheit. Die Trennung zwischen der Krankheit als dem Gegenstand der Medizin und dem Kranken als Person, ferner das Verstehen der Krankheit nicht als Gegennatur (als das Böse), sondern als Gesetz des Lebens hat historisch zur Überwindung der Identifikation von Krankheit mit dem Bösen geführt. Dies ermöglicht über den professionellen Habitus ebenfalls die Überwindung von Angst.

Über diese Professionalität verfügt der Zivildienstleistende Jochen Temsch nicht. Er beschreibt die Krankheiten seiner Patienten quasi als Gegennatur, als blutiges, zuckendes, runzeliges Etwas, das aus einem Wanst heraushängt. Er erlebt die Krankheit dämonisch; sein Mut, mit dem er sich zwingt hinzugucken, verläßt ihn bald und weicht einem kindlichen »Oh nein«.

In der Pflegebeziehung wirksam wird schließlich eine dritte Ebene: die Ebene der persönlichen Beziehung. Edding (1988) macht in diesem Zusammenhang darauf aufmerksam, daß ein unangemessenes persönliches Beziehungsangebot auf seiten der Dienstleistungserbringer die Scham über den Verkaufscharakter der Beziehung verleugnen soll. Daraus entstehen unwillkürlich Übertreibungen, Pseudoangebote und Kränkungen und schließlich der Druck, sich aus der unerwünschten Beziehungskonstruktion wieder herausstehlen zu müssen.

Jochen Temsch beginnt wie so viele Pflegende die Beziehung zum vorgestellten alten Ehepaar mit einer Lüge auf der persönlichen Ebene, mit dem, was Schwestern und Pfleger das »Krankenschwestern-hei-tei-tei« nennen: »Sind das Ihre Enkel, sind die aber süß,« sagt er über ein Foto, das er als häßlich beschreibt. Dieser Satz ist eine Beziehungs- und eine Statusdefinition. Er ist distanzlos, bemächtigend und täuschend, weil ein persönliches Interesse geheuchelt wird, das in dieser Form nicht vorhanden ist. Dieser Satz entspricht dem Witz von der alten Dame, die von hilfsbereiten Menschen gegen ihren Willen schon fünfmal über die Straße geführt wurde.

Dem alten Mann ist dieser Satz jedenfalls zuviel Nähe. Auf radikale Weise stellt er wieder jene Distanz her, die er für die Bewältigung der Pflegebeziehung braucht. Er inszeniert eine tiefe Beschämung des Zivildienstleistenden. Dieser wird an seine Grenzen geführt, sein Herz beginnt zu rasen.

Entgegen der landläufigen Meinung, daß alle alten Menschen die Nähe lieben, wird Distanzlosigkeit von alten Pflegebedürftigen viel häufiger als unangenehm empfunden. Insbesondere die gutgemeinten Umarmungen, relativ intime Berührungen wie das Anfassen im Gesicht oder auch die Nähe über eine sehr emotionale Sprache werden abgelehnt. Emotionalität, die zu früh und zu stark ausgedrückt wird, ist häufig eine Codierung für die Forderung nach Anpassung und Unterordnung.

Die Interaktion als Schamabwehr und Schambewältigung

Noch einmal zur Erinnerung: In seinen Studien über den Prozeß der Zivilisation macht Norbert Elias (1976) die Scham zu einem wichtigen Gradmesser für die Zivilisierung der Gesellschaft. Scham und Peinlichkeit situiert er im Kontext von Persönlichkeitsstrukturen und Sozialstrukturen. Scham ist demnach etwas durch und durch Gesellschaftliches, eine Angst vor sozialer Degradierung und vor den Überlegenheitsgesten anderer.

Die aus der Scham resultierende Wehrlosigkeit entstehe dadurch, daß die Menschen, deren Überlegenheitsgesten man fürchtet, sich mit dem eigenen Über-Ich im Einklang befänden. Wer sich schämt, hat nicht nur einen Konflikt mit den herrschenden gesellschaftlichen Regeln, sondern einen Konflikt mit sich selbst, genauer gesagt: mit dem Teil von sich, der diese gesellschaftlichen Meinungen repräsentiert.

Der Psychoanalytiker Leon Wurmser (1993) nennt als schamauslösende Situationen die Entblößung der Geschlechtsorgane, das Sich-schmutzig-machen, die Inkontinenz, das Versagen in Leistungsbereichen und schließlich die Armut. Scham ist deshalb so unerträglich, weil sie Isolation bedeutet und weil sich die Wut, die aus der Scham entsteht, zwangsläufig gegen das eigene Ich richtet. Scham heißt, daß das aktuelle Selbst und das ideale Selbst in Konfrontation zueinander stehen.

Doch noch einmal zurück zur Szene: Einen künstlichen Darmausgang zu haben, bedeutet in Bezug auf die kulturellen Codices schmutzig sein. Die Darmentleerung bzw. die Entsorgung des Beutels muß zusätzlich, bedingt durch die Blindheit des Patienten, anderen überlassen werden. Der Zivildienstleistende ist neu in der Szene, d. h. er aktiviert mit hoher Wahrscheinlichkeit die Schamgefühle und die entsprechende Abwehr des Patienten. Der alte Mann fürchtet die Überlegenheit des neuen Zivis, der sich mit dem Satz über die süßen Enkel schon recht forsch eingeführt hat. Aus dem Zeichen seiner Scham macht er eine Mutprobe für den Zivildienstleistenden. Dieser läßt sich auf die Mutprobe ein, weil Mut ganz offensichtlich zu seinem Über-Ich gehört: Er zwingt sich hinzugucken, er will anscheinend kein Feigling sein. Am Ende ist der Patient der Stärkere und hat den Pfleger unterworfen. Damit ist auch der Status geklärt: Gegenüber Unterlegenen sind schamlose Gesten und eine gewisse Lässigkeit erlaubt.

Inkontinenz und Ehrverlust

Bei manchen Patienten schreien wir schon an der Eingangstür: »Guten Morgen!« Kommt keine Reaktion, machen wir uns auf den Tod gefaßt. Einer dieser Patienten ist achtzig Jahre alt. Er liegt jeden Morgen bis über beide Ohren unter seiner Bettdecke und weigert sich aufzustehen. Wenn wir kommen, muß er raus. Zerberus widerspricht man nicht. Wenn wir gehen, legt er sich wieder rein und zieht sich die Decke über den Kopf.

Seine Beine sind angeschwollen wie die eines Elefanten. Dagegen bekommt er Wassertabletten. Auf Wassertabletten muß man immerfort pinkeln. Dieser Patient macht gleich ins Bett. Die Lebensgefährtin ist ihm vor einem halben Jahr weggestorben. Seitdem bekommt der Mann auch Saroten. Zerberus sagt: »Das ist, damit man nicht mehr soviel weinen muß.«

In der Nacht zuvor hatte er Durchfall. Zerberus kniet sich hin, um ihm die Hosen herunterzuziehen. Sie kniet sich in Scheiße. Der Mann hat vergangene Nacht neben die Kloschüssel gemacht. Zerberus merkt es erst, als sie wieder aufsteht. Sie verzieht ihr Gesicht, als hätte sie in eine Zitrone gebissen, sagt aber nichts. Was soll sie auch sagen. Wir stellen den Alten auf. Er hält sich zittrig am Waschbeckenrand fest. Sein Körper ist ein Skelett mit dünnem, fleckigem Pergament überzogen. Sein Mund ist eine schwarze Höhle, immer für Jammerlaute geöffnet, zahnlos bis auf zwei Goldstifte im Unterkiefer. »Au-au-au-au-au-au-au-au.« So geht es ohne Pause. Wie aus einem Kanaldekkel steigen namenlose Magengerüche aus diesem Mund empor. Ich kann ihnen nicht entgehen, weil ich den Alten rasieren muß. Das ist nicht leicht. Die lappige Haut am Hals ist so schlaff wie bei einer Echse und läßt sich kaum schaben. Der Mann weint. Er stammelt: »Is doch kein Leben.« Er will Rasierklingen von uns haben oder wenigstens einen Strick. Zerberus sagt: »Er hat Rasierklingen, und er könnte sich sehr leicht umbringen, wenn er nur wollte. Das tut er aber nicht. Er braucht das Gerede.« Dann schreit sie ihm ins Ohr: »Das wird schon wieder werden.« – »Ich mag nicht mehr leben«, erwidert der Alte. »Na, na, na, na! Sie dürfen dem lieben Gott doch nicht ins Handwerk pfuschen!«

Scham und der Verlust von Ehre durch den Verfall des eigenen Körpers sind ebenfalls Gegenstand dieser Vignette. Anlaß für den Ehrverlust des Patienten ist ein nächtlicher Durchfall und eine Pflegerin, die sich in seinen Kot kniet. Für ihn eine so beschämende Situation, die er nur erträgt, indem er ankündigt, sein Leben auslöschen zu wollen. Anders als im vorangegangenen Beispiel richtet der Patient jedoch die Aggressivität gegen sich selbst. Nur noch der Tod stellt anscheinend die Ehre wieder her, die ihm sein siecher Körper genommen hat.

Die Schwester reagiert mit einer komplementären Degradierung. Indem sie sagt, der Patient habe Rasierklingen, macht sie ihn zum Feigling. So wird ihre Beschämung, sich in Kot zu knien, ins Gegenteil, d. h. in heftige Wut verkehrt, die sich in der Verhöhnung des alten Mannes ausdrückt. Ihre Reaktion weist noch einmal darauf hin, daß Pflegende noch keine professionelle Kultur entwickelt haben, mit der Scham umzugehen, die sie überkommt, wenn sie sich beschmutzen.

Ich habe bereits an anderer Stelle darauf hingewiesen, daß ich die Reflexion des Schamgefühls, d. h. seine Bedeutung im Kontext der Pflege zu erkennen und zu verstehen für den Ausgangspunkt einer professionellen Kultur halte.

Psychoanalytisch betrachtet liegen Schuld und Scham, also Degradierung und als unmittelbare Reaktion darauf Aggression, sehr eng beieinander.

Eine professionelle Kultur zu entwickeln hieße auch, die Bedeutung der symbolischen Anerkennung wiederzuentdecken, denn symbolische Anerkennung ist als Gegengewicht zur Scham, die durch die Arbeit am kranken, schmutzigen Körper entsteht, unverzichtbar.

Über das Leben im beschädigten Leib

> Ein anderer liegt den ganzen Tag in einen Bademantel gewickelt auf seiner Couch und liest die Bild-Zeitung. Das heißt, er schaut sich die blanken Brüste an. Er stinkt bestialisch ungewaschen und sträubt sich mit Haut und Haaren gegen Wasser. Manchmal haut er mit dem Stock nach mir und grölt heiser: »Was geht denn nun los. Spinnt ihr denn alle miteinander? So was tut man doch nicht, verdammt noch mal.« Und ich erkläre ihm jeden Tag aufs neue, wer ich bin und was ich will. Er hat noch eine Frau, doch die hat selten was zu melden. Sie findet seine Art komisch, weil ihr nichts anderes übrig bleibt.
>
> »Du Depp!« schreit der Alte, während ich ihn wasche. Ich denke: »Ganz ruhig, Junge! Der weiß doch nicht mehr, was er sagt. Sei ihm nicht böse. Er meint es im Grunde genommen nicht so!« Vergeblich. Ich schreie zurück: »Selber Depp!«
>
> Ich könnte ihn mit bloßen Händen erwürgen! Ich entscheide mich aber für subtilere Rachemethoden. Normalerweise benutzen wir immer zwei Waschlappen – einen hellen für Gesicht und Oberkörper, einen dunklen für Beine und Genitalien. Er allerdings bekommt von mir nur den dunklen Waschlappen, für Arsch und Gesicht, für sein »Arschgesicht«.

Der Patient zeigt sich widerspenstig. Er lehnt die Pflegebeziehung ab und beharrt auf seinem Eigensinn. Ähnlich wie der naive Satz über die süßen Enkel eine Überlegenheits-/Unterlegenheitsbeziehung einleitet, beginnt auch in dieser Beziehung eine pflegerische Zugriffsweise. Der pflegerische Blick hat das nicht-rollengerechte Verhalten des Patienten längst registriert. Der Patient verhält sich triebhaft, er läßt sich nicht waschen, und er schaut sich nackte Brüste an. Er verhält sich gegenüber dem Zivildienstleistenden demnach schamlos und lässig. Dieses Verhalten interpretiert der Pfleger ganz offensichtlich als gegen sich gerichtet – auf der Beziehungsebene. Der Pflegebedürftige verletzt mit seinen Handlungen den Code der Patientenrolle, wonach Triebhaftigkeit in die Intimsphäre gehört – und die ist in dieser Rolle aufgehoben.

Medizin und Pflege sind an ein bestimmtes Setting gebunden. Der Patient ist verpflichtet, sich behandeln zu lassen und die Behandlung zu unterstützen. In diesem Kontext hat er sich einer bestimmten Ordnung zu unterziehen. Dieses Setting ist in der ambulanten Pflege ungesichert und auch gar nicht gewünscht. Jedoch sind alternative Konzepte dazu nicht entwickelt. Der Patient ist in seiner Wohnung, wo er formal und sozial »Herr im Haus« ist. Er verhält sich also privat und nicht als Patient. Insofern hat ambulante Pflege die größte Statusinkonsistenz inne. Sie ist dem häuslichen System nachgeordnet. Im klinischen Kontext haben Schwestern und Pfleger eine Fülle von Sanktionsmöglichkeiten, ihre Rolle und das Setting durchzusetzen. In der häuslichen Pflege entfällt dies.

Mit der Privatheit und Intimität der Situation zurechtzukommen, stellt zunächst die Anforderung, den registrierenden pflegerischen Blick auf das Fachliche zu begrenzen und die gänzliche Andersartigkeit und Bedeutung der häuslichen Szene zur Grundlage der pflegerischen Interaktion zu machen. Der Zivildienstleistende interessiert sich nicht für die Individualität des Patienten, sondern für die Herstellung der Ordnung, die durchzusetzen seine Aufgabe ist. Wer sich der Ordnung widersetzt, wer triebhaft, chaotisch, renitent ist, der wird bestraft, und zwar mit den Mitteln einer Entweihung. Die Bestrafung mit dem Waschlappen zielt auf das Gesicht des Patienten als das Zentrum des menschlichen Selbstbewußtseins. Seine Handlung zielt auf die Zerstörung dessen, was Simmel die »ideelle Sphäre« eines Menschen genannt hat. Sie ist insofern gewalttätig.

Interessant ist aber nicht die moralische Verurteilung dieser Gewalttätigkeit, sondern die Analyse ihrer Quellen, ein Verständnis dessen, was in der Pflege geschieht.

Zwischen Kränkung, Verzweiflung und Einschluß

> Die Medizin hat die Lebenserwartung verlängert. Doch es ist keine allzu große Erwartung, die man an so ein verlängertes Leben stellen kann. Denn man wird krank an diesem langen Leben, stinkig, offen und eitrig. In den Kliniken ist der Tod ein Betriebsunfall. Und schon jetzt gibt es keine Pflegeplätze mehr. Die Armut, in der die meisten mit ihren unverschämt niedrigen Renten leben, schreit nach Gerechtigkeit! Sie bekommen Medikamente und vergehen erst, nachdem sie sich selber viel zu lange überlebt haben. Das macht mich krank. Aber unsere Generation besteht nur aus Plastik, Konsum und Karrieredenken. Die einzigen Werte sind gut aussehen und Spaß haben. Wir erkennen unseren Nächsten an seiner Zigarette, an seinen Schuhen, an seinem Auto und an seiner Frisur. Dann stehe ich in einer Yuppie-Kneipe, inmitten frischgefönter Geschwätzigkeit. Irgendwann fragt mich einer: »Und was machst Du so?« Ich sage es ihm. Er schaut mich an und grinst: »Ach so.«

Die Kränkung des letzten Satzes ist eingegangen in das Selbstkonzept von Jochen Temsch, der sich als Arschwischer bezeichnet (das Pendant zum Arschgesicht): Auch seine ideelle Sphäre ist berührt. Daneben steht Verzweiflung als bedeutendes Gefühl, Verzweiflung über das Elend der Pflegebedürftigen. Das Grinsen des anderen in der Kneipe ist eine vielfache Erfahrung von Altenpflegerinnen, wenn sie von ihrem Beruf erzählen. Sie zeigt die gesellschaftliche Isolation einer Berufsarbeit, die aus der Tradition klösterlicher Buße und später, stummer weiblicher Hingabetätigkeit herrührt. Aphasie (Sprachverlust) also auch zwischen Gesellschaft und Pflege als Profession – aber warum?

Zerberus – so nennt Temsch nach wenigen Eindrücken die Oberpflegerin, mit der er zusammenarbeitet. Zerberus, der Höllenhund in der griechischen Mythologie, mit einem Schlangenschwanz und drei Köpfen, aus denen giftiger Saft tropft, trennt die Welten zwischen den Lebenden und den Toten. Seine Aufgabe ist es, den Lebenden damit ein Leben ohne Angst vor den Toten zu ermöglichen. Es scheint, als hätte die Gesellschaft der Pflege eine Zerberusfunktion übertragen. Als träte die heimliche Aufgabe der Selektion und des Schutzes der Gesellschaft vor dem Alten und dem Kranken in immer neuen Gewändern neben die pflegerische Hilfeleistung.

Was bleibt?

1. Wir müssen aufräumen mit dem institutionellen Mythos der guten Familie und der anonymen Institution. Mythen sind Hindernisse für konzeptionelle Weiterentwicklungen und Innovationen.
2. Die Konzeption, ambulante Pflege rein funktional zu bestimmen (wir klappern die Menschen ab) und ansonsten auf Familie und Nachbarschaft zu vertrauen, hat sich als Irrweg erwiesen.
3. In Krankenhäusern müssen Kurzzeitpflegestationen entstehen, um Patienten, die in die häusliche Pflege entlassen werden, soweit zu stabilisieren, daß eine Unterversorung ausgeschlossen werden kann.
4. Die Schnittstelle zwischen Krankenhaus und Altenheim, aber vor allem zwischen Krankenhaus und Sozialstation muß neu, eben pflegerisch gestaltet werden. Pflegediagnosen, vernetzte Pflegeplanungen und eine realistische Einschätzung der Pflegekompetenz von Angehörigen ist zu entwickeln.
5. Wir brauchen auch in der ambulanten Pflege solche Pflegekonzepte, die die »Entweihung« des alten Menschen vermeiden und den Erhalt seiner Würde und Selbstachtung gleichberechtigt neben den Erhalt seiner körperlichen Fähigkeit stellen. Bedürftigkeit und Selbstachtung dürfen sich in der Pflege nicht ausschließen.

Blauer Dunst in der Pflege

Angst und Streß: Über das Rauchen als Angstbewältigung

In der Pflege wird viel geraucht. Das Rauchen ist ein Dorn im Auge von Leitungen und Trägern. Raucher und Raucherinnen werden verfolgt, belehrt und belächelt. Es wird beklagt, geschimpft und moralisiert. Ausgerechnet die Gesundheitsberufe führen das Ideal einer gesunden Lebensführung durch hohen Nikotinkonsum ad absurdum. Nun kann der Drang zur Zigarette auf sehr verschiedene Weise erklärt werden. Üblich sind Begründungen wie Gewohnheit und Streß. Gerade die Erklärung Streß möchte ich näher untersuchen, da hier nichtverstandene und unbewußte Angst und Fluchtphänomene aufscheinen. Der institutionelle Umgang mit dem Rauchen in der Altenpflege soll an einem Beispiel aus einer Fortbildung für Altenpflegerinnen und Altenpfleger verdeutlicht werden. Die Szene ist ein Seminar zur sozialen Gerontologie, das ich im Februar 1994 im Auftrag des Diakonischen Werkes geleitet habe:

> Vorstellungsrunde: Jeder berichtet über seine Arbeit und seine Erwartungen an das Seminar. Ein Mann im mittleren Lebensalter stellt sich als Heimleiter vor und beginnt mit einem Angriff, der zunächst als Frage verkleidet wird. Bei den von anderen Teilnehmern und Teilnehmerinnen aufgezählten Problemen im Beruf sei ihm aufgefallen, wie viele Teilnehmer darunter litten, für die Bewohner so wenig Zeit zu haben. Dies mache offensichtlich viel Schuldgefühle. Als Heimleiter hätte er dazu einige Nachfragen. Er beginnt die Gruppe zu fragen, wer von den Pflegerinnen und Pflegern rauche und erkundigt sich dann detailliert nach dem Ausmaß des Lasters auf den Stationen: wieviele Zigaretten täglich, von wievielen Leuten, auf wieviel Stationen. Etwas später hat er ausgerechnet, wieviel Betriebszeit verraucht würde. Das gelte auch für Nichtraucher, die dann eben ohne Zigarette an den Rauchsituationen auf den Stationen teilnähmen. Betroffenes Schweigen, Durcheinanderreden, Hinweise auf Betriebsvereinbarungen.

»Jede Zigarette entzieht dem Bewohner die Zeit«, sagt der Heimleiter überlegen in die Runde. Die Schwestern und Pfleger gucken peinlich berührt.

Das verbreitete Laster macht verwundbar und beschämbar, es mindert Ansprüche und führt Forderungen ad absurdum. Mehr Personal gegen weniger Rauchen. Der Heimleiter genießt das Gefühl, die Schwestern erwischt zu haben. Ihr »Ja, aber« bleibt hilflos und kindlich. Ganz offensichtlich ist das Über-Ich des Heimleiters auch ihr eigenes. Ganz offensichtlich sind sie mit der Meinung, daß jede Zigarette dem Bewohner die Zeit stehle, identifiziert, auch wenn Einwände kommen, z. B.

- es gibt im Haus eine Bewohnerin, die regelmäßig die Frühstückszigarette im Aufenthaltsraum mitraucht,
- das Rauchen sei etwas, was mit den Bewohnern gemeinsam gemacht würde,
- gemeinsames Rauchen mit den Bewohnern sei eine wertvolle Interaktion.

Der Heimleiter freut sich. Ihm ist zum wiederholten Male ein Sieg gelungen. Die Bedeutung dieser institutionellen Szene ist mir erst durch eine Konfrontation bewußt geworden. Ein Leser der Zeitschrift »Das Altenheim« deckte mir meine Gefühle auf. Ich hätte mich wohl sehr über den Heimleiter geärgert und deshalb das Thema verfehlt. Der erste Teil der Konfrontation trifft zu: Ich habe in der Szene tatsächlich heftige Wut gegen den Heimleiter entwickelt. Seine patriarchalische Attitüde, mit Hilfe eines Ideales der charismatischen Schwester die realen Schwestern als defizitär und minderwertig anzuprangern, empfand ich als genauso so typisch wie bemächtigend. Mit diesen Attitüden werden anachronistische Strukturen in der Altenpflege konserviert.

Identifiziert war ich mit den pflegenden Frauen. Mir hat die authentische Weise gefallen, wie sie über ihre Arbeit berichteten. Die Intervention des Heimleiters erlebte ich als Themenkiller: Danach war ein Anknüpfen an das Thema »Gefühle in der Pflege« nicht mehr möglich. Ich betrachte meine Gefühle als Gegenübertragungsgefühle, d. h. als Spiegel der Szene im psychoanalytischen Sinn. Sie sind damit ein wichtiger Schlüssel zum berufskulturellen Normen- und Wertsystem.

Aphasie in der Pflege

»Pflege ist stumm« – diesen wichtigen Satz hat Ursula Rabe-Kleeberg im Rahmen eines Pflegesymposiums als bedeutendste Sperre gegen die Verwissenschaftlichung der Profession ins Feld geführt. Die Sprachlosigkeit der Pflege führt sie auf den Tatbestand zurück, daß Pflege ein Frauenberuf ist und somit Schattenarbeit. Nun sind aber entscheidende Fragen: Wodurch wird Pflege stumm? Können sich Frauen nicht artikulieren? Ist Pflegearbeit nicht meßbar? Sicherlich trifft alles irgendwie zu. Von Interesse an dieser Stelle erscheint jedoch der Zusammenhang von Pflege und Sprache oder besser: Sprachverlust.

In ihrer Arbeit zur institutionellen Aphasie untersuchen Gerhard Rudnitzki und Renate Voll (1991) Phänomene und Ursachen des Sprachverlustes in Institutionen. Sie nennen hier neben den Faktoren Hierarchie, Konkurrenz und Arbeitsteilung die Erschöpfungs- und Frustrationsregression als Ursache für das Verstummen der Pflege. Auslöser für das Verstummen der Schwestern in einem von den beiden Autoren vorgestellten Haus war der Umgang der Leitung eines Hauses mit dem Pflegenotstand einer Station. Rudnitzki und Voll, beide im pflegerischen bzw. klinischen Bereich zuhause, erläutern den Weg in die Aphasie, also in das Symptom der Sprachlosigkeit, an einem Beispiel.

Als Schwestern einer Klinik sich gegen die Aufnahme weiterer pflegeintensiver Patienten wehrten, weil sie personell unterbesetzt waren, wurde ihnen von der Leitung mangelnde Identifikation und mangelnder Idealismus vorgeworfen. Die Sprachlosigkeit der Pflegenden wird in diesem Beispiel mit den Mitteln der moralischen Beschämung hergestellt. Hintergrund dieser Beschämung ist ein weibliches Idealbild und darauf fußend ein spezieller Geschlechterkontrakt. Dieses Idealbild korrespondiert mit einer weiblichen Triebangst, vor allem einer Angst davor, Aggression auszuüben.

Mit seiner Aktion gegen das Rauchen in der Pflege hat der eingangs erwähnte Heimleiter den Schwestern die Aufrichtigkeit in Bezug auf ihre Schuldgefühle abgesprochen und sie quasi der Heuchelei bezichtigt. Wer raucht und klagt, zuwenig Zeit für die Bewohner zu haben, soll gefälligst das Rauchen aufgeben oder nicht klagen. So einfach ist das. Wie kommt es aber nun zu dieser doch sehr verbreiteten patriarchalischen Haltung Frauen gegenüber? Woher nehmen sich Männer mit solcher Selbstverständlichkeit immer wieder das Recht, Frauen zu beschämen? Eine Antwort auf diese Frage gibt die Forschung, die sich mit einem extremen Geschlechterverhältnis befaßt – mit der Frage der gewalttätigen Männer.

Zugriffsweisen männlicher Macht

In seiner bedeutenden Arbeit über männliche Gewalt zeigt der Sozialwissenschaftler Michael Honig (1986) ein verborgenes Sinnpotential einer Gewaltform von Männern gegen Frauen auf, die als verbreitet und typisch für patriarchalische Verhältnisse gelten kann: die Gewalt in der Ehe bzw. die Mißhandlung von Frauen in der Ehe. Gleichzeitig skizziert seine Theorie die Konfiguration des Geschlechterverhältnisses insgesamt – also auch der jeweiligen Verhältnisse in Institutionen – so daß der Ansatz für die Beziehungsdynamik zwischen Schwestern und »Hausvätern« hohe Bedeutung hat.

In den Mittelpunkt seiner Theorie stellt Honig die Arbeit von Norbert Elias über den »Prozeß der Zivilisation«. In Interviews mit gewalttätigen Ehemännern sind die Gründe für den männlichen Gewaltausbruch gegen die eigene Frau durchgängig erzieherische: Die Frauen wollten nicht so wie die Männer, waren widerspenstig oder hatten »rosarote Vorstellungen vom Leben«. Am Ende der »Behandlung« mit Schlägen stehen Frauen, die kochen, putzen und zusätzlich zur Arbeit gehen, die schweigend die Doppelbelastung managen und akzeptieren, daß ihr Leben vorwiegend aus Arbeit besteht. Honig resümiert, daß die Gewalt eine zivilisierende ist. Hergestellt wird eine »richtige Frau«, die nicht klagt, sondern bienenfleißig ihre Rolle erfüllt. Honig bemerkt, daß in der Schilderung der interviewten Ehemänner die Frau lediglich als Widerstand erscheint, als etwas, das nicht will, was es tun und lernen soll. Diese Frau ist der Inbegriff der Provokation für eine männliche Macht, die sich als zivilisierende Instanz versteht.

Nun besteht die patriarchalische Attitüde des Heimleiters im Eingangsbeispiel nicht aus Gewalt, sondern aus moralischer Beschämung, die ihre erzieherische Wirkung nicht verfehlt. Die Frauenrolle hat klaglos erfüllt zu werden. Als zivilisierende patriarchalische Instanz überwacht der Heimleiter nicht nur die Arbeit der Schwestern, sondern ihre Ausübung der Frauenrolle. Diese ist universell konzipiert, d. h. sie gilt nicht nur für die

Familie. Dadurch kann die Auflehnung gegen Überstunden und Mehrarbeit, gegen Personalmangel und Pflegenotstand als Auflehnung gegen die Frauenrolle und gegen die männliche Autorität interpretiert werden. Das was die Schwestern sagen wird entwertet. Im übrigen gilt dies nicht nur für Männer in Leitungspositionen.

Über den Zusammenhang von Zigarette und Pflege als Liebestätigkeit

Pflegende bilden – das ist seit der Arbeit von Schmidbauer (1983) zu den hilflosen Helfern allgemein bekannt – ein hohes Ich-Ideal mit Werten wie Selbstlosigkeit, Nächstenliebe, Solidarität und Altruismus aus. Ihre Berufsarbeit dient der Bestätigung dieses Ich-Ideals, d. h. sie bemühen sich im Beruf, diesem Bild ähnlich zu werden.

Auf der Ebene der Übertragung handelt es sich dabei um das Bild des »guten Kindes« bzw. der »frühen Mutter«. Vor allem das Bild der »frühen Mutter« ist eine Sehnsuchtsprojektion, die wir in uns tragen, ein Wunsch nach Zuwendung und Geborgenheit und Aufhebung der Ambivalenz, die für Beziehungen konstitutiv ist. Diese Ambivalenz ermöglicht uns zwar im Leben die Trennung von Beziehung und Person, sie ist vital und steht im Dienst des Ich. Gleichwohl bleibt auf der Ebene von Übertragungswunsch und -sehnsucht das Bild der »frühen Mutter« als Verbindung von völliger Liebe mit völliger Freiheit lebendig.

Die Gesellschaft verordnet der Mutter mit Beginn des 19. Jh. die totale Liebe zum Kind. Sie verlangt dafür vom Kind den totalen Gehorsam.

> »Wehe dem Mutterherzen, welchem die Vollziehung dieser Pflicht (die Rede ist vom Stillen) nicht süß, nicht leicht wird, wehe der Mutter, die sich nicht in jedem Verlangen des Säuglings nach ihrem Busen, in dem sichtbaren Wachstum des Kindes, in dem Lächeln nach dem Genusse, in dem Suchen seiner Händchen, für die Beschwerden zehnfach belohnt fühlt.« (Ammon 1851, zit.n. Schütze 1987, S. 50)

Mutterliebe ist Pflichterfüllung und Hingabe. Das Mutterglück wurzelt in der Pflicht. Jede Ambivalenz der Frau wird verteufelt. Pflege und das Stillen des Kindes werden zum Akt der Hingabe und zum Synonym für die mütterliche Arbeit schlechthin. Die Behauptung des Ideals der pflichterfüllenden, allumfassenden Liebe korrespondiert mit dem Ideal des hingebungsvollen Gehorsams. Trotz, Triebhaftigkeit, Autonomie haben in diesem Arrangement wenig Platz. Die Beziehung ist auf einer primitiven Ebene in gut und böse gespalten.

Knobling (1990, S. 112f) hat diese Spaltung im Altenheim ebenfalls gefunden und in ihrer Arbeit über Konfliktsituationen im Altenheim Stereotypen über »nette« und »garstige« Pfleger sowie »nette« und »garstige« Bewohner hinreichend beschrieben. So sieht eine Bewohnerin einen jungen Zivildienstleistenden als »nett« an, weil dieser ihr sagt, wann er nicht im Dienst ist und wo er sich dann aufhält (bei seinen Eltern). Dieser Zivildienstleistende erlaubt der pflegebedürftigen Bewohnerin damit, Einblick in sein privates Leben zu nehmen. Er dehnt die Grenze zwischen beruflichem und privatem Bereich aus und ermöglicht ihr auf diese Weise Anteilnahme und Kontrolle über die Beziehung. Er nähert sich der Bewohnerin somit auch weniger über seine Position, sondern mehr über seine Person, wodurch die Beziehung ebenfalls einen größeren Übertragungshorizont erhält.

Stereotypen, wie die von Knobling (1990) beschriebenen über nett vs. garstig, weisen auf eine bedeutende Frage im Altenheim bzw. in der Altenpflege hin: »Wieviel kann ich von Dir haben?« Dabei versprechen institutionalisierte Ideale wie z. B. »im Mittelpunkt des Heimes steht der Bewohner« den Pflegebedürftigen einen berechtigten Zugriff auf die Pflegenden. Bei diesem Versprechen stört die Zigarette.

Die Zigarette und die Abgrenzung

Frauen, so schreibt der SPIEGEL (1994), schienen zunächst unter den »Helden der Zigarette« eine Minderheit zu bilden. Erst nach und nach käme zum Vorschein, daß gerade sie für das Image der Zigarette eine Hauptrolle gespielt hätten – als Exotinnen. Prototyp der morbiden Raucherin sei Carmen, Zigeunerin und Femme fatale aus einer spanischen Zigarrenfabrik. Von Mérimée als Novellenfigur erfunden, von Bizet zur Opernheldin erhöht, prägt Carmen das Bild des emanzipierten Weibes, das sich – Schrecken aller Machos – selbst Lust verschafft, statt sie passiv zu empfangen. Der SPIEGEL folgert:

»Kein Wunder, daß Hitler, ohnehin allem Tabak Feind, erklärte: ›Deutsche Weiber rauchen nicht.‹«

In dieser Perspektive ist die Zigarette das täglich ausgedrückte Nein gegenüber Berufskulturen und institutionellen Strukturen, die behaupten, daß die richtige Schwester aus der hingebungsvollen Beziehung zum Patienten/Bewohner, aus seiner Dankbarkeit und Nähe ausreichend Kraft schöpft. Mit der Zigarette zeigt die Schwester ihr anderes Ich. Ganz zu schweigen davon, daß in dieser Konstruktion die optimale Verwertung der pflegerischen Arbeitskraft quasi mitenthalten ist. Die Zigaretten sind die Antworten auf Angst, Frustration und Wut, also auf Gefühle in der Pflege, die qua Berufskultur und Institution, aber auch qua Ich-Ideal tabuisiert sind.

Das Berufsideal in der Pflege wie auch das institutionelle Regelwerk stehen im Dienst der Verhaltenssteuerung, d. h. sie steuern den für den Alltag in der Institution überlebensnotwendigen Aggressionsverzicht. Über berufliche Sozialisationsprozesse, vor allem Identifikation mit der Rolle, lernen Schwestern und Pfleger Techniken der Unterdrückung von Aggression gegen Patienten und Bewohner. Sie lernen die Rationalisierung ihrer Affekte, die Umkehrung von Aggression gegen das eigene Ich, auf einer primitiven Stufe in Form von Selbstvorwürfen, auf einer elaborierten Stufe in Form von Reflexionsbereitschaft. Sie lernen die Kontrolle ihres Handelns und ihrer Gefühle mittels eines rigiden Über-Ich. Dabei »hilft« ihnen nicht nur das institutionelle Ethos, sondern auch das Ausbildungssystem und die Wissenschaft, die sich über ihre Standards und Erkenntnisse der Illusion der (vollständigen) Machbarkeit des Alters immer wieder begeistert hingibt.

Der Zigarette kommt in diesem Kontext die Bedeutung einer Ersatzhandlung zu. Sie verschafft Abfuhr und sie ermöglicht Abgrenzung. Sie ist so verstanden die Ergänzung zur rationalen Affektkontrolle. Der Aggressionsverzicht wird über das institutionalisierte Refugium der Raucherzone und der Zigarette sichergestellt. Die Kanalisierung der Aggression mittels der Zigarette geschieht zunächst rein körperlich. Dazu noch einmal der SPIEGEL:

»Brennt dann endlich die Lulle und läßt ihre dünnen Schwaden wie Weihrauch (Klein) himmelwärts ziehen, kann der Raucher ein medizi-

> nisch suspektes, aber gerade darum lockendes Vergnügen genießen: Erst steigen Blutdruck und Puls kurz an, bald darauf sinken sie befreiend ab, die selbsterzeugte Spannung löst sich, die Gedanken wandern freier, ein kurzes Weilchen lang scheint das Nirwana des Geistes nahe, welch Labsal für die gehetzten Opfer der Zivilisationsangst. . .«

Es handelt sich beim Rauchen also zunächst um eine körperliche Sensation, um die Vermischung von Lust und Unlust. Der Raucher gehört sich in diesen Momenten selbst. Er ist konzentriert auf sein Körperinneres. Rauchen ist eine autoerotische Befriedigung. Sie wurde bereits mit dem tiefen Atmen, mit dem Saugen an der Mutterbrust verglichen. Sie ist also entrükkend.

In der eingangs erwähnten Fortbildung gelang es, ein vertiefendes Gespräch über das Rauchen in der Pflege zu führen. Die Zigarette, so stellte sich heraus, strukturiert den Tag. Geraucht wird zu festgesetzten Zeitpunkten, zumeist nach einer intensiven Pflegephase. Geraucht werde, so die übereinstimmenden Aussagen, im Zusammenhang mit Streß. Nun ist Streß eine Chiffre für ein ganzes Bündel von Empfindungen, dazu gehört die Spannung zwischen den Bedürfnissen der Bewohner und den Möglichkeiten zur Befriedigung ihrer Bedürfnisse durch die Institution, dazu gehört die Spannung zwischen einer personenbezogenen Dienstleistung und einer rationalen Organisation, die dem Pflegenden nicht Einfühlung, sondern exaktes Funktionieren abverlangt, dazu gehört die Spannung mit einem sich zu Ende neigenden Leben umgehen zu müssen und selbst gesund und stark zu sein, dazu gehört die Spannung, die es macht, von Mitgefühl überschwemmt zu werden, gegenüber dem Lebensende ohnmächtig zu sein und nicht zuletzt Schuld- und Schamgefühle gegenüber solchen Bewohnern zu entwickeln, deren Leben vor allem durch Entbehrungen gekennzeichnet war. Dies alles führt zu Fluchtimpulsen, die mittels der Zigarette beruhigt werden.

Als streßreich bezeichneten die Schwestern eine spezielle Beziehungsdynamik zwischen ihnen und den Bewohnern, die sie als »gefressen werden« bezeichneten. Dieses Gefühl entsteht im Zusammenhang mit den von Muthny u. a. (1993) beschriebenen Belastungsquellen in der Pflege. Schwestern und Pfleger sind Zeugen des Leids der Pflegebedürftigen, sie sind TeilnehmerInnen an allen Gefühlen der Pflegebedürftigen – insbesondere an Gefühlen von Angst, Rebellion und Scham.

Über das Gefressenwerden

Scham entsteht in Zusammenhang mit der Pflegebedürftigkeit, durch das »Aus der Reihe tanzen« der körperlichen Existenz. Sie entsteht durch die Kluft zwischen Selbstbild und aktuellem Selbst. Wer sich schämt, identifiziert sich entweder mit sich »sonst« (eigentlich bin ich ganz anders), mit sich früher oder mit anderen, die dem eigenen Ideal eher entsprechen, z. B. mit den Pflegenden, in denen immer wieder auch das eigene »Es« erblickt wird. Auf diese Weise werden die Pflegenden zum Liebesobjekt.[5]

Der Psychiater und Geriater Hartmut Radebold (1992) hat die libidinöse Besetzung der Jüngeren durch die Älteren als normales entwicklungspsychologisches Stadium des Alters und der Hochaltrigkeit dargestellt. Zunächst grenzt der älter werdende Mensch sich von den Alten ab, der alte Mensch tut dies gegenüber den Hochaltrigen, bis eine Abgrenzung nicht mehr möglich ist, weil man selbst zu den »Steinalten« gehört. Die Schmerzen der narzißtischen Wunde, die das Altwerden als Nachlassen der Kräfte, als Verschwinden der Schönheit, als Einbruch von Krankheit und Gebrechlichkeit bedeutet, werden über eine Identifikation mit den Jungen gelindert. Dabei sind alte Menschen immer auch sehnsüchtig und fordernd. Dieser Mechanismus, der zur Psychodynamik des älteren Menschen gehört, bedeutet für die Pflegenden indessen eine zusätzliche Komplikation bei der Bestimmung der Grenze von Nähe und Distanz.

Pflegebedürftige alte Menschen erleben die Kluft zwischen ihrer gewünschten und ihrer gelebten Biografie, je nach Größe dieser Kluft, schmerzlich bis unerträglich. Diese Kluft ist eine Quelle für Neid und Aggression gegen Angehörige und Pflegende. Sie ist aber auch eine Quelle von Verbitterung gegen die Gesellschaft bzw. ihre Normen und Wertsysteme, die vor allem Anpassung und Unterwerfung fordern.[6] Schließlich ist

---

5 Den Schamkonflikt im Zusammenhang mit Pflegebedürftigkeit thematisieren die von Knobling (1990) interviewten Heimbewohner im Kap. 1.1 über den Heimeintritt.

6 Die Bedeutung der Rebellion streicht insbesondere Schachtner 1988, S. 221 heraus: »Im Alter droht das in Unwirklichkeit Gehaltene zur unabweisbaren Wirklichkeit zu werden, Leben drängt an die Oberfläche sowohl in Form unerfüllter Bedürfnisse, Phantasie und Taten, als auch in Gestalt von Krankheit und Gebrechlichkeit. Auch noch im beschädigten Leib gibt sich das Leben zu erkennen als ein Sträuben und Aufbegehren gegen die Realität, die seine Ansprüche ignoriert.«

die Angst vor der Sinnlosigkeit des Todes oder auch des Leidens ein allgegenwärtiges Gefühl in der Institution Alten- und Pflegeheim.

Das Gefühl des Gefressen-werdens in der Pflege beschreibt eine einverleibende Beziehungsdynamik zwischen Pflegenden und Pflegebedürftigen auf der Basis der beschriebenen Affekte: Angst vor dem eigenen Lebensende, Rebellion gegen eine Lebensgeschichte, die in erster Linie auf das Funktionieren ausgerichtet waren, und Scham über einen gebrechlichen Körper, der nur noch ein Pflegefall ist. Kompensation wird entsprechend in einer das Ich stärkenden liebevollen Beziehung zur Schwester gesucht, die in der Übertragung häufig zu einem nahestehenden Menschen geworden ist. Hier beginnt aber nun ein weiteres Dilemma.

Eine besitzergreifende Beziehung und Vorstellungen, daß die Schwester nicht sich selbst gehört, sondern anderen, kommen nicht nur auf seiten der Bewohner auf, auch die Institution verhält sich besitzergreifend. Unterstützt von einer universellen Moral, daß Helfen etwas sei, worauf der Bedürftige aufgrund seines Menschseins Anspruch habe, ist Abgrenzung in der Pflege tendenziell ein unmoralischer Akt. Über die Nächstenliebe werden Überstunden angeordnet und moralisch durchgesetzt. Kritik an den institutionellen Strukturen gilt als etwas Pflegefremdes, kritisierende Schwestern erscheinen für die Pflege als ungeeignet.

Der Beziehungswunsch alter Menschen gegenüber ihren Pflegenden bleibt häufig unbefriedigt, weil eine einverleibende Beziehungsstruktur das Ich der Pflegenden bedroht. Die Bedürftigkeit der alten Menschen ist beängstigend und knüpft an unbewußte Ängste der Jungen vor den Alten an. In verschiedenen Märchen und Mythen ist mit der Figur des bedrohlichen Greises diese einverleibende Beziehungsstruktur angesprochen. Nicht gegenseitige Hingabe und eine schöne Beziehung, sondern Beherrschung und Einverleibung machen die Beziehung der Generationen aus. Schwestern und Pfleger im Altenheim fühlen sich immer wieder einer sie verschlingenden, einverleibenden Beziehungsdynamik ausgeliefert, der das berufliche Ideal der Hingabe noch in die Hände arbeitet. Rauchen, vor allem das Rauchen in der Gruppe, dient der Abwehr dieses Gefühls, d. h. der Abwehr der Angst. Rauchen drückt aber auch den unbewußten Wunsch aus, frei zu sein, d. h. sich selbst zu gehören.

Institutionalisierte Abwehr

Krankenhaus und Altenheim haben bekanntermaßen einen gemeinsamen Ursprung – das Hospital. Bedeutsam ist, daß Medizin und Krankheit in unserem Verständnis in diesen Institutionen eine untergeordnete und historisch späte Rolle spielen. Hospitale hatten eher einen Selektionsauftrag: Sie sollten die Gesunden vor den Kranken und die Gesellschaft vor den Verelendeten schützen. Konstitutiv ist weiterhin eine Verknüpfung von Bett und Altar, d. h. Krankheit wurde gedeutet als Ausdruck von Schuld, als Folge von moralischem Versagen oder auch als Prüfung. Insofern ist Krankheit verbunden mit Buße und Heilung; ist an Vergebung geknüpft (vgl.: Jetter 1973). Die Ärzte ziehen erst später in die Institution ein.

Dem entspricht ein Verständnis von Pflege als Akt des Glaubens, als die Vertreibung des Bösen. Auch heute weisen Rituale im Krankenhaus auf diese Vertreibung hin. So diskutiert der Ethnologe und Medizinpsychologe Rainer Weidmann (1992) die ärztliche Visite als Ritual der »Erscheinung«. Das Erbe des Bösen haben heute Viren und andere Erreger übernommen, die mit Hygieneritualen vertrieben werden. In den gegenwärtigen Auseinandersetzungen zwischen Pflege und Medizin um die professionelle Autonomie wird der sakrale Charakter ärztlicher Handlungen sichtbar, wenn die Pflegenden assistierende Aufgaben und Handreichungen übernehmen.[7]

Im Krankenhaus überwiegt das rationale, d. h. wissenschaftlich begründete Eingreifen in den Körper. Wo dieses Eingreifen nicht mehr möglich ist, sprechen wir von Pflegefällen, die nicht in das Krankenhaus gehören.[8] Angesichts der Veränderungen des »Patientengutes«, angesichts der Ausweitung degenerativer, chronischer und unheilbarer Krankheiten bleibt die Liebestätigkeit der Pflege.

Daß chronisch kranke und sterbende Menschen ihre Pflegenden fest-

---

7 Ein Beispiel, das mir Pflegende hierzu genannt haben, ist das Blutabnehmen. Die Schwester bereitet das Tablett mit allen Utensilien vor und überreicht es dem Arzt, der das Blut abnimmt; sie übernimmt ebenfalls die Nachbereitung, d. h. Vorbereitung der Proben für das Labor etc. Die ärztliche Handlung erhält dadurch etwas Priesterliches.

8 Bedeutsam ist dafür auch die sozialrechtliche Unterscheidung zwischen Pflegefall und Behandlungsfall sowohl in Bezug auf die Finanzierung, aber auch in Bezug auf Pflegekonzepte, z. B. rehabilitative Pflege.

halten, um mit der Last des Lebensendes nicht allein zu sein, liegt nah und ist für die Altenpflege konstitutiv. Auffällig ist aber, daß die Institutionen den Pflegenden für diese Seite ihrer Arbeit weder Verstehenszugänge noch Bewältigungshilfen zur Verfügung stellen. Die Institution verharrt damit in der Vergangenheit, wo im Sinne eines karitativen Leitbildes in der Ausübung der Religion die zureichende Bewältigung der Gefühle in der Pflege verortet wurde. Trost gegen die Gegenwart des Todes konnte nur das Gebet spenden.

Das Gebet als »Selbstpflege« ist heute keine Institution mehr in der Altenarbeit, d. h. die angstbindende und angstbewältigende Funktion des Gebetes ist durch Prozesse der Säkularisierung verschwunden. Altenheime und Hospitäler haben sich rationalisiert, d. h. in erster Linie versachlicht. Diese Versachlichung verlangt von den Beschäftigten eine instrumentelle Orientierung; Pflege wird in erster Linie als eine Arbeit »wie jede andere« verstanden, die man nur vernünftig und effektiv organisieren muß. Das Verschwinden des Gebetes und die Versachlichung der Pflege als Arbeit machen ihre Funktion im Sinne eines Umganges mit Tabuthemen wie Tod, Trennung und Krankheit unbewußt. Die Pflegenden können ihre Gefühle nur teilweise benennen. Die Chiffre lautet: »Streß« als ein unkonkretes und allgemeines Syndrom in der Berufskultur. So bleibt es bei der sich ständig wiederholenden Forderung nach mehr Personal, gepaart mit dem Wissen, daß auch eine neue Kollegin die Belastung nicht qualitativ verändern wird.

Wer mit pflegebedürftigen und sterbenden alten Menschen stationär arbeitet, erlebt bald, daß die Institution den Ängsten vor der Gegenwart des Todes einen rationalen Plan entgegensetzt. Teilweise minutiös ist der Arbeitstag verplant, wodurch die Begegnungen unter Hektik stehen. Rudnitzki (1994), macht in diesem Zusammenhang auf einen Schamkonflikt in der Institution aufmerksam. Man schämt sich vor dem Ideal, für seine eigene Hilflosigkeit, für seine Gesundheit. Man schämt sich, dem Pflegebedürftigen nicht das zu geben, worauf er nach dem Gebot der Menschenwürde und der Nächstenliebe ein Recht hat – Zeit und Zuwendung.

Dieser Schamkonflikt verhindert das Verstehen der ängstlich-aggressiven Impulse der Pflegebedürftigen. Die einverleibenden Impulse werden zwar als »Gefressen-werden« erlebt, sie erscheinen aber berechtigt angesichts der Hektik und des Zeitdrucks in der Institution. Zusätzlich zum Gefühl des »Gefressen-werdens« erleben Pflegerinnen und Pfleger Schuld und Scham wegen ihrer teils aggressiven Abgrenzung, teils ihrer mangelnden Geduld.

An der Haltung des eingangs zitierten Altenheimleiters zeigt sich, daß die Institution sich mit der Anerkennung dieses Konfliktes schwertut. Die Vorgabe der optimalen Nutzung der Arbeitskraft der Pflegenden scheint es geradezu zu verbieten, die innere Beziehungsdynamik zwischen Pflegenden und Kranken bzw. Sterbenden anzuerkennen. Dagegen steht der Mythos, daß Sterben und das Lebensende sich rational managen ließen und Sterbende ihren Tod anzunehmen hätten.

Das Dilemma mündet in Sprach- und Kommunikationslosigkeit zwischen den Beschäftigten und ihren Leitungen, die dann dazu neigen, den Kontrollaspekt ihrer Arbeit stärker zu betonen. Hierhin gehört auch, daß die Aspekte der Beziehung und Kommunikation in der Institution zunehmend an Supervisoren delegiert werden. Wie selbstverständlich nehmen die Leitungen der Institutionen nicht an der Supervision teil und signalisieren damit, daß sie ihre Aufgabe vorwiegend als Kontrolle verstehen.

Die verlassene Mutter – eine Institutionsanalyse des Pflegeheims aus psychoanalytischer Sicht

Psychoanalyse und Soziologie

Wer in Alten- und Pflegeheimen als Supervisor oder Institutionsberater arbeitet, trifft bald auf ein sich wiederholendes Phänomen. Ganze Teams oder beachtliche Anteile von Teams wirken ausgebrannt und sprechen über sich selbst von »burnt-out«. Müdigkeit, Erschöpfung, aufgestaute Trauerprozesse und Gefühle von Leere werden kommuniziert. Immer wieder wird davon berichtet, den Kontakt zu den eigenen Gefühlen verloren zu haben – und dies ist bekanntermaßen eine Quelle von Erkrankungen. Vom Sog des Gefühls, mit der schweren Pflege allein und überfordert zu sein, werden auch junge Altenpflegerinnen mit hoher Motivation und hohen Ich-Idealen in der Regel im ersten Berufsjahr angesteckt. Demgegenüber lassen sich Mitarbeiter aus der Verwaltung selten auf den Stationen blikken. So berichtete ein Verwaltungsleiter, der im Rahmen einer Heimleiterqualifikation eine Supervision nehmen mußte, von seinem Entsetzen, als er die Pflegesituation ein Wochenende lang in seinem Haus beurteilen mußte. Er war von der Stationsschwester gezwungen worden, sich ein persönliches Bild zu machen, weil er eine Aushilfskraft für das Wochenende nicht genehmigen wollte. Die Konfrontation mit den Pflegebedürftigen und ihrem Leid und, damit einhergehend, mit der schweren Arbeit der Pflegekräftc hat diesen Mann entsetzt und dann eine Bearbeitung und Veränderung seiner Haltung gegenüber der Arbeit der Pflegekräfte in der Supervision möglich gemacht. Das Entsetzen wird geahnt und vermieden. Allerdings gibt es auch genügend Leitungen, die im Sinne des »Macht-mir-gar-nichts-aus-Mythos« sich gegenüber dem Leid der Pflegebedürftigen unberührbar zeigen und die Schwere der Pflegearbeit nicht anerkennen. Sie bestehen darauf, daß Pflege ein Job ist.

In der Praxis der Supervision fallen also die Unberührbarkeit und hohe Orientierung an Wirtschaftlichkeit auf der einen Seite und die Verlassenheits- und Versagensgefühle auf der anderen Seite auf. Institutionen sind polarisiert in einen (zweck-)rationalen Teil, der zumeist bürokratisch organisiert ist und den Maßgaben von Wirtschaftlichkeit und Sparsamkeit folgt, und einen expressiven Teil, die Gefühlsarbeit, die bewohner- oder patientennahe Arbeit, die Pflege. Da Supervision immer auch zu einem beachtlichen Teil Institutionsanalyse ist, stellt sich die Frage, in welcher Beziehungen stehen Gefühle, z. B. das burn-out-Gefühl, zur Institution? Sind sie nur eine individuelle Angelegenheit? Liegt das Ausgebranntsein daran, daß nur »hilflose Helfer« helfende Berufe wählen? Oder besteht zwischen Institution und der inneren Realität der Mitarbeiter ein Zusammenhang, d. h. werden über Prozesse der beruflichen und institutionellen Sozialisation auch Gefühle kultiviert? Dabei ist die Suche nach Theorien, die dies abbilden, ein erster Schritt zur Aufklärung. Wer von einem Zusammenhang zwischen Institution und innerer Realität der Mitarbeiter überzeugt ist, und zwar nicht nur im ideologischen Sinn, d. h. im Sinn ihrer Denkweisen und Leitbilder, sondern auch im emotionalen Sinn, wird sich der psychoanalytischen Theorie der Kultur und der Institutionen zuwenden.

Einen wichtigen Baustein, eine Matrix des Verstehens von institutioneller und innerer Realität hat Norbert Elias (1976) mit seiner soziologischen Theorie der Figuration bereitgestellt. Als solche bezeichnet er gesellschaftliche, d. h. vom Menschen geschaffene und durch ihre Geschichte konstituierte Abhängigkeiten und Geflechte. Staaten, Städte, Familien, kapitalistische, kommunistische oder feudale Gesellschaften lassen sich als Figurationen vorstellen. Sie haben eine Gestalt und sind sinnhaft organisiert. Ebenfalls werden Institutionen in der klassichen Institutionslehre als Ordnungsgestalten definiert, d. h. sie haben eine über ihre formale Organisationsstruktur hinausgehende Sinnhaftigkeit. Sie sind soziale Gebilde, die Gefühle, Bilder und Vorstellungen hervorrufen.

> »Das Geflecht der Angewiesenheiten von Menschen aufeinander, ihre Interdependenzen, sind das, was sie aneinander bindet. Sie sind das Kernstück dessen, was hier als Figuration bezeichnet wird, als Figuration aufeinander ausgerichteter, voneinander abhängiger Menschen. Da Menschen erst von Natur, dann durch gesellschaftliches Lernen,

durch ihre Erziehung, durch Sozialisierung, durch sozial erweckte Bedürfnisse gegenseitig voneinander mehr oder weniger abhängig sind, kommen Menschen, wenn man es einmal so ausdrücken darf, nur als Pluralitäten, nur in Figurationen vor. Das ist der Grund, aus dem es, wie zuvor gesagt, nicht besonders fruchtbar ist, wenn man unter einem Menschenbild das Bild von einem einzelnen Menschen versteht. Es ist angemessener, wenn man sich unter einem Menschenbild ein Bild vieler interdependenter Menschen vorstellt, die miteinander Figurationen, also Gruppen oder Gesellschaften verschiedener Art, bilden. Von dieser Grundlage her verschwindet die Zwiespältigkeit der herkömmlichen Menschenbilder, die Spaltung in Bilder von einzelnen Menschen, von Individuen, die oft so geformt sind, also ob es Individuen ohne Gesellschaft gäbe, und in Bilder von Gesellschaften, die so geformt sind, als ob es Gesellschaften ohne Individuen gäbe.« (Elias 1976, LXVII)

Figurationen sind nach Elias also zunächst einmal ein Produkt der Geschichte, die Abhängigkeiten, Verflechtungen, Netze und Angewiesenheiten schafft. Systematisierungen und Theoriebildungen geschähen dabei erst nachträglich. Figurationen sollen, so Elias, die »vertrackte Polarisierung der soziologischen Theorien in solche, die das Individuum über die Gesellschaft, und solche, die die Gesellschaft über das Individuum stellen, überwinden« (vgl: Elias 1990, S. 176 zit. n. Gfäller 1992). Für Elias ist das Individuelle durch und durch sozial, auch wenn das Individuum sich unabhängig von anderen fühlt. Selbst das, was die Menschen als ihr Ureigenstes empfinden, ihre innere Realität, ihre Gefühle, ihre Affekte seien etwas durch den Zivilisationsprozeß Gewordenes.

Für eine Institutionsanalyse in den Institutionen der Altenhilfe ist die soziologische Theorie der Figuration deshalb von so hoher Bedeutung, weil sie eine Perspektive bietet, Psychologie und Soziologie, d. h. zwei in Institutionen wirksam werdende sozialwissenschaftliche Perspektiven, einander anzunähern. Gerade wenn es um den Zusammenhang von Gefühl und Institution geht, ist es von Interesse, die Herkunft dieses Affektes nicht nur im einzelnen Mitarbeiter zu suchen; dies würde bedeuten, daß institutionelle Probleme zu einem persönlichen Problem umdefiniert würden. Am Ende eines solchen Prozesses steht dann die Klientelifizierung der Person. Da Gefühle das Unterpfand jeder sozialen Gemeinschaft sind, geben die Gefühle der Schwestern und Pfleger im Altenheim Auskunft über die Probleme und Fragen der Institution.

Es geht also darum, die Institution als »Nadelöhr« zwischen Individuum und Gesellschaft in Augenschein zu nehmen. Gefühle, Konflikte und ihre Entstehung können als Ausdrucksweise institutionell ungelöster Dilemmata begriffen werden. Wieviel die Pflegenden von den Bewohnern im Altenheim oder den Patienten der Sozialstation mitnehmen, wovon sie träumen, warum sie sich verhärten oder gehen, kurz: Die Grenzphänomene in der Pflege und in der Arbeit mit alten Menschen werden von einer psychoanalytischen Theorie der Institution besser eingeschlossen als von einer Theorie der sozialen Systeme.

Der Beitrag der Psychoanalyse zu Gefühlen in Institutionen

Eine psychoanalytische Betrachtungsweise der Institution unter dem Blickwinkel des Angstaffektes wird von Stavros Mentzos (1986) vorgenommen. Mentzos beschäftigt sich mit den verschiedenen Formen der Abwehr. Dies bedeutet, daß ein innerpsychischer Konflikt, der nicht produktiv gelöst werden kann, mit Hilfe von Abwehrmechanismen auf eine neurotische Weise bearbeitet wird, z. B. über Verleugnung, Verdrängung, Reaktionsbildung, Verkehrung ins Gegenteil, Verschiebung, Projektion etc. . . Mentzos unterscheidet die individuellen Abwehrmechanismen, so wie sie von Anna Freud beschrieben wurden, von der interpersonellen Abwehr, d. h. der Übernahme von Abwehrfunktionen durch einen meist langjährig sozialisierten Interaktionspartner. Abwehr ist also nicht nur eine individuelle Angelegenheit, sondern auch ein soziales Arrangement. Insbesondere die interpersonellen Abwehrmechanismen haben einen stabilisierenden Wert. Sie bringen kompromißhafte, neurotische Befriedigung.

Schließlich macht Mentzos auf einen Abwehrtypus aufmerksam, den er als institutionalisierte Abwehr bezeichnet. Institutionalisierte Abwehr mache die neurotischen Strukturen von einzelnen und Gruppen unbewußt, so daß diese in starren Rollensystemen quasi vernünftig, sozial angemessen und gesund erschienen. Unbewußt werde in hierarchischen Organisationen z. B. der Narzißmus des Leiters; das Strafgesetz ermögliche die projektive Schuldverarbeitung und das Heldentum bzw. die Heldenverehrung verschleiere die Suizidalität des Helden. Soziale Rollensysteme und

Institutionen seien in starkem Maße an der Abwehr beteiligt. Nach Mentzos können Institutionen wie folgt definiert werden:

1. Institutionen sind zweckrational aufgebaut. Sie haben aber noch andere psychosoziale Aufgaben.
2. Sie stützen sich auf gemeinsame Werte, Einstellungen und gefühlsmäßige, oft nicht klar erkennbare und definierbare Motivationen. Sie repräsentieren zentrale Ordnungswerte.
3. Deshalb sind Institutionen prädestiniert, neben ihren sachlichen Funktionen auch noch andere Aufgaben zu übernehmen. Sie bieten die Möglichkeit der Abwehr durch Rollen, Mythen, Rituale.

Institutionalisierte Abwehr findet sich im Krankenhaus und im Altenheim in Anlehnung an den Ansatz von Mentzos in der Definition der sozialen Rollen Patient/Bewohner und Personal. Definiert wird die Patienten- und Bewohnerrolle als schwach, ängstlich, passiv, die Rolle des Personals hingegen als stark, kompetent, verständnisvoll, angstfrei – eine Spaltung, die auf einen institutionellen Mythos hinweist. In Zusammenhang mit dem institutionellen Mythos stehen Rituale im Krankenhaus oder Altenheim, die von Weidmann (1990) beschrieben wurden. Als Rituale der Angstbewältigung nennt er insbesondere die Visite als »Erscheinung« und im Zusammenspiel mit der klinischen Architektur das »aseptische Drama«. In den institutionellen Ritualen festgegossen sind kollektive Ängste und ihre Bewältigung.

Der Zusammenhang von Angst und Institution wird auch dann noch einmal deutlich, wenn eine entwicklungspsychologische Perspektive eingenommen wird. So treten die Eltern dem Kind nicht nur als Personen, sondern auch als Sozialisationsinstanzen gegenüber. Sie sind die sog. »Signifikanten Anderen«, die Modelle für das gesellschaftliche Handeln mindestens bis zur Adoleszenz. Sie sind aber auch gleichzeitig die Personen, zu denen wir uns flüchten, wenn wir unsere Ängste verlieren wollen, so wie sie die Instanzen sind, von denen starke Ängste ausgehen. Eltern sind Verdichtungen gesellschaftlicher Gebilde, wobei letztere häufig archaische Mutter- und Vaterfiguren für uns verkörpern. So ist es nicht verwunderlich, daß Institutionen das Erbe der einst mächtigen Elternfiguren antreten. Angst vor den Eltern als vor den »signifikant Anderen« wird sich also später generalisieren, z. B. als Angst vor Autoritäten, aber auch als Angst in Institutionen.

Angst in Institutionen wird zudem durch eine Eigentümlichkeit unserer Wahrnehmung gefördert, die als Gestalthaftigkeit des Erlebens bezeichnet wird. Dies bedeutet, daß unsere Wahrnehmung nicht konstant ist und sich nicht nach objektiven Stimulationen richtet. Die Dinge bieten sich dem Bewußtsein auf eine besondere Weise dar. Wahrnehmung ist gebunden an Vorstellungen, an Gefühle, an Erinnerungen.

Der Gestaltpsychologe Max Wertheimer hat begründet, daß auch die Wahnehmung von Teilen immer im Rahmen einer Vorstellung, eines Vorentwurfes auf ein Ganzes erfolgt. Auch wenn wir einen Gegenstand nur als Teil sehen, so erkennen wir ihn doch in seiner Ganzheit. Das, was wir nicht sehen, erfassen wir durch die Vorstellung. Das Wahrgenommene wird so zu einer Einheit; es besitzt, wie Gabriele Rosenthal (1993) formuliert, Gestaltkohärenz. Eine Gestalt ist nach Wertheimer ein zusammenhängendes Ganzes, das Kohärenz (Zusammenhalt) und Festigkeit aufweist und sich aus einem Feld heraushebt.

Eine besondere Bedeutung kommt in diesem Kontext den Erkenntnissen der Gruppenanalyse zu, die ebenfalls von der Gestalthaftigkeit des Erlebens ausgeht. Dies wird in gruppenanalytischen Prozessen sichtbar und begleitbar, weil z. B. Gruppen, aber auch Teams in den Institutionen selbst bestimmte Figurationen bilden. In der Gruppenanalyse wird in diesem Zusammenhang von Figur und Hintergrund gesprochen. In Anlehnung an Elias können wir annehmen, daß die Institution Altenheim, die darin lebenden BewohnerInnen sowie Schwestern, Pfleger, Therapeutinnen, kurz das Personal, ebenfalls eine Figuration bilden. Die jeweilige Figuration ist abhängig vom gesellschaftlichen Auftrag, den die Institution bekommt, von ihrer Geschichte, von ihren Leitbildern und den handelnden Personen mit ihren Konflikten.

Für das Thema der Angst und ihrer institutionalisierten Bewältigung im Altenheim erscheint schließlich das Theorem der Valenz bedeutsam. Valenz meint, daß gemeinsame unbewußte Grundkonflikte der Mitglieder einer Gruppe oder Institution das Fühlen und Erleben bestimmen. Es gilt als besondere Fähigkeit von Gruppe oder des Teams, sich auf gemeinsame Themen unbewußt zu einigen. Diese Themen, die auf ungelöste Konflikte hinweisen und als Wiederholungszwang agiert werden, werden von den Mitgliedern einer Gruppe als Grundgefühl, aber auch ideologisch als Grundüberzeugung, Fühl- und Denkweisen geteilt.

Anders als in Gruppen wird in Institutionen die Übertragung zusätzlich durch Traditionen, institutionelle Normen, Werte und Regeln, sowie durch berufspolitische und organisatorische Interessen stärker gebunden. In der Pflege läßt sich dies z. B. sehr gut an der Diskussion über die Arbeitszeitmodelle, d. h. an der Diskussion über das Leben außerhalb der Institution, aufzeigen. Gerade hier spiegelt sich die Forderung der Pflegerinnen nach dem »Recht auf ein Stück eigenes Leben« neben dem »Dasein für andere«. Wer in die Pflege geht, der gehört tendenziell der Institution. Wer in der Vergangenheit das eben genannte Recht auf ein Stück eigenes Leben beansprucht hat, der schien für die Pflege nicht geeignet zu sein. Ideal schien die Pflegekraft zu sein, die sich von der Institution mehr oder minder »einverleiben« ließ. Es ist aber von Bedeutung, daß Störungen, auch des einzelnen, nicht nur als Ausdruck seiner Persönlichkeit, z. B. dem Wunsch, »sich jemandem ganz zu schenken«, begriffen werden, sondern als Störung des Netzwerkes, das ihn umgibt.

Fallvignette:

In einer Weiterbildung zur sozialen Gerontologie bezeichnete eine Gruppe von Altenpflegerinnen es als das schwierigste Gefühl in der Pflege, »von den Alten gefressen zu werden«. Gleichzeitig habe man Schuldgefühle gegenüber den Bewohnern, erlebe sie bedürftig, schwach und verletzlich. Es sei zudem immer zuwenig Zeit da. Die Diskussion mit der Gruppe über dieses institutionstypische Gefühl in der Altenpflege läßt sich als Zirkelschluß von Angst und ihrer institutionellen Bewältigung deuten. Pflegebedürftigkeit, d. h. die Erfahrung, daß der eigene Körper sich wie ein Ungeheuer gegen das Ich richten kann, ist neben einer Scham- vor allem eine Angstquelle. Angstbewältigung wird von den Bewohnern entsprechend in einer sozialen und inneren Nähe zur Pflegerin gesucht: zum einen über den Wunsch, die Pflegerin dauernd um sich zu haben, zum anderen über Identifikation mit ihr. Im Pflegealltag wird der unbewußte Wunsch der Bewohner, die Schwester möge einem ganz gehören, in der Regel nicht als Bewältigungsversuch von Angst verstanden, sondern als besitzergreifende Beziehungsgier. Die institutionelle Bewältigung geschieht über einen Kompromiß: auf der Sachebene wird geleistet, auf der Beziehungsebene wird vermieden.

An diesem Beispiel sollte aufgezeigt werden, daß ungelöste Konflikte in

Institutionen, wie z. B. die eines Berufsbildes und einer beruflichen Ethik, sich auf allen Ebenen der Institution zeigen: als innerer Druck, als Beziehungskonflikt zwischen Bewohnern und Schwestern über das Problem der Nähe und Distanz. Es spiegelt sich ebenfalls in der formalen Beziehung zwischen Leitung und den Beschäftigten, aber auch zwischen der Institution und ihrer Umwelt. Die Schwestern fühlen sich gefressen, die alten Bewohner sind selbst Angstquelle, die Beziehung zu ihnen wird eigentlich vermieden, was aber gleichzeitig der Ethik des Berufes entgegensteht.

Die verlassene Mutter

Foulkes (1992), der Begründer der Gruppenanalyse, hat darauf aufmerksam gemacht, daß kleine Gruppen sich eher für die Reinszenierung des Familiendramas eignen, während große Gruppen und Institutionen archaische Mutterfiguren abbilden. So sprechen wir z. B. von der Mutter Kirche, die Psychiatrie hat den Beinamen »steinerne Mutter«, und die Schuld der Deutschen an der Katastrophe des Nationalsozialismus wurde in einem Film von Margarethe von Trotta mit »Deutschland, bleiche Mutter« nach einem Gedicht von Bert Brecht getitelt. Die Figuration des Altenheimes möchte ich im Hinblick auf das Thema der Angst und ihrer Bewältigung mit dem Bild der »verlassenen Mutter« umschreiben. Die Gestalt der verlassenen Mutter bezeichnet eine spezielle, von Trennungsangst dominierte Figuration in der frühen Mutter-Kind-Beziehung.

Die verlassene Mutter ist allein mit ihrem Kind, mit ihrer sehr schweren Aufgabe. Sie ist allein mit den Problemen der Pflege. Ihr gelingt es nicht, Zukunft, Hoffnung und reale Entwicklung zu sehen. Zwischen Verzweiflung, falscher Hoffnung und der Forderung nach radikaler Änderung ihrer unzumutbaren Situation bewegt sich diese Figuration. Das, was das Kind ihr gibt, kann die Mutter nicht akzeptieren, und das, was sie fordert, kann das Kind nicht erfüllen. So befinden sich beide in einem Teufelskreis von falscher Hoffnung, von Schuld, Depressivität und Einsamkeit.

Ich möchte an dieser Stelle die Figuration des Altenheimes als verlassene Mutter real werden lassen, d. h. mit Beispielen belegen, die ich in der Fortbildung von Altenpflegekräften und in Supervisionen von einzelnen und Gruppen gesammelt habe. Schwestern und Pflegende haben sehr häufig Gefühle der verlassenen Mutter. Es ist ein institutionstypisches Gefühl. Sie fühlen sich immer wieder mit ihren Aufgaben alleine gelassen. Sie sehen sich als verlassen an von der Gesellschaft, von den Angehörigen und von ihrer Umwelt in Gestalt von Fortbildnern, Leitern, Trägern. Dieses Verlassenheitsgefühl schlägt sich im Kontakt mit dieser Umwelt als hohes Verzweiflungs- und Aggressionspotential nieder.

Die Zerissenheit zwischen falscher Hoffnung und Verzweiflung läßt sich besonders gut an der Pflege dementiell erkrankter Bewohner veranschaulichen. Falsche Hoffnungen haben z. B. eine Reihe von lerntheoretisch begründeten Programmen geweckt, die Altenheime in große Realitätstrainingslager umwandeln wollten und die pflegerische Interaktion auf Tooken, Training und Therapie fokussiert sehen wollten. Demenzen ließen sich auf diese Weise, das versprach die Therapie, aufhalten und umdrehen.

Schwestern und Pfleger, die sich zunächst der falschen Hoffnung hingegeben haben, daß sich Demenzen auf diese Weise wegstrukturieren ließen, haben mit Verzweiflung reagiert, als sich diese Hoffnung als unrealistisch entpuppte. Der Teufelskreis von falscher Hoffnung und Verzweiflung führte dazu, daß z. B. das ROT (Realitätsorientierungstraining) auf Stationen nur unregelmäßig durchgeführt wird und so – laut Grond (1982) – auch hinter seinen realen Möglichkeiten zurückbleibt.

Falsche Hoffnung und wütende Verzweiflung erlebe ich gerade in Fortbildungen zur Pflege dementiell erkrankter Menschen, wenn als Verstehenszugang die biografische Methode vorgestellt wird. Die professionelle Mühe, die eine biografische Haltung macht, der Aufwand beim Zusammentragen biografischer Daten scheint zu mühsam, da die Bewohnerinnen und Bewohner, um deren Biografie man sich kümmert, bald sterben könnten. Die Aussicht auf diese Mühe gibt der Verzweiflung wiederum Raum. Immer wieder richtet sich diese Verzweiflung als Erschöpfungsaggression gegen Veränderungsüberlegungen.

Fortbildungen zur Problematik des Umganges mit dementiell erkrankten Menschen werden in der Regel von unrealistischen Erwartungen der Teilnehmerinnen und Teilnehmer strukturiert. Der Erwartungshorizont läßt sich mit Wünschen nach »Tricks und Tips zum Umgang mit Verwirrten« umschreiben, nachdem sich die alte Erwartung auf »das richtige Medikament« als unrealistisch erwiesen hat. Erfolge der Fortbildungen sind erst dann möglich, wenn Teilnehmer und Teilnehmerinnen diese Erwartungen loslassen, sich in die imaginären Lebenswelten dementiell

Erkrankter einfühlen und einen gelungeneren Umgang im Kontext mit einem entsprechenden Pflegekonzept sehen. Hierzu gehört auch zu wissen, daß nicht nur der dementiell Erkrankte, sondern auch sein Netzwerk gestört ist. Die Störung des Netzwerkes soll in Bezug auf die Figuration der »verlassenen Mutter« an zwei Beispielen aufgezeigt werden, von denen das letztere für die Problematik der stationären Pflege dementiell Erkrankter wohl sehr typisch ist.

Fallvignette:

Eine an Morbus Korsakow erkrankte, ca. 60jährige Stadtstreicherin ist auf Wunsch der Behörden in einem Altenpflegeheim aufgenommen worden. Sie zeigt dort gewalttätiges Verhalten gegenüber anderen Mitbewohnern und Mitbewohnerinnen, bestiehlt diese, erbricht auf Flur und Zimmern, flucht und ist ständig angetrunken. Sie darf das Heim verlassen und nutzt ihren Gehwagen, um Alkohol entweder zu kaufen oder zu stehlen. Nach der Beschreibung der Bewohnerin im Rahmen einer Fallbesprechung richten sich die Augen der drei Teilnehmerinnen an einem Forbildungseminar erwartungsvoll auf die Leiterin. Sie soll doch jetzt sagen, wie Schwestern und Pfleger mit dieser Frau so umgehen sollen, daß sie ihnen nicht mehr so viele Probleme macht. Anwesend sind die Stationsleiterin, die Stellvertreterin und eine Pflegerin. Es zeigt sich, daß das Personal aus Wut weitgehend gewährend und lässig auf die Bewohnerin reagiert, zumal der Heimleiter verfügt hat, die Frau dürfe sich aufgrund des neuen Betreuungsrechtes »frei bewegen«. Die Seminarleiterin stellt dazu fest, daß eine Versorgung dieser Bewohnerin in einem offenen Altenheim nicht möglich ist. Sie empfiehlt eine Kontaktaufnahme mit einer Spezialklinik für Alkoholkranke mit dem kurzfristigen Ziel der Abstimmung über eine Pflegeplanung der Bewohnerin und dem mittelfristigen Ziel, diese Bewohnerin in eine geeignetere Einrichtung zu überweisen. Darauf reagieren die Stationsleiterin völlig gleichgültig und die Pflegerin offen enttäuscht. Man habe sich mehr Tips erhofft. Dieser Weg sei nicht möglich, da der Heimleiter eine »soziale Ader« habe. Es entwickelt sich ein Disput über die Rolle des Heimleiters.

Fallvignette:

Eine 80jährige, an Demenz des Alzheimer Typus erkrankte Frau wird von ihrer Tochter versorgt, bis »es nicht mehr geht«. Die Überweisung in eine Pflegeheim erfolgt in Bezug auf die Familie geradezu fluchtartig. Nach der Aufnahme kommt die Familie nur noch selten zu Besuch. Erhält die Bewohnerin jedoch Besuch, bemühen Schwestern und Pfleger sich darum, die Familie »einzuspannen«. Sie fordern auf, Essen zu reichen, spazierenzugehen u.ä., worauf die Familie mit Flucht und Ausflüchten reagiert. Es kann erarbeitet werden, daß die Kommunikation zwischen Schwestern und Angehörigen voller versteckter Vorwürfe, vor allem von seiten der Pflege steckt. Auffällig ist das »Nicht-Wissen« auf beiden Seiten. Die Familie weiß so gut wie nichts über die Krankheit, die Schwestern wissen so gut wie nichts über die Biografie der Bewohnerin. Der Übergang ins Heim erfolgte plötzlich und durch Überlistung.

Es ist zunächst dieses Nicht-Wissen, welches in ein Nicht-Verstehen mündet. Hierdurch wird der Bewohner zur Projektionsfläche von Verlassenheitsgefühlen, aber auch von Angst und Wut. Ängste und unheimliche Gefühle gegenüber dementiell Erkrankten werden gefördert durch Nicht-Wissen im Sinne eines Abbrechens von Kommunikation – mit dem Kranken und mit seinem Netzwerk. Die Angst der Angehörigen vor der Krankheit mündet in die Flucht vor der Person und damit für den dementen Patienten in die Gefahr des »sozialen Todes«. Der Kranke wird nur noch als seine »körperliche Hülle« erlebt. Dieses Gefühl, sie sei nur noch ihre körperliche Hülle, teilen Schwestern und Pfleger deshalb, weil sie sich auf Äußerungen der Dementen aufgrund ihres fehlenden biografischen Wissens und ihrer Wissensdefizite über die psychologischen Auswirkungen der Krankheit keinen Reim machen können. Dies gibt dem unheimlichen Gefühl und damit der Flucht in eine verwahrende Pflege wiederum Raum. Verwahrende Pflege und sozialer Tod sind demnach die wohl typische Form der Angstbewältigung im Altenheim. Ihre Quellen sind unheimliche Gefühle, Ekel und Grauen, also solche Gefühle, die unter dem Einfluß starker Ängste entstehen und dem Ich nicht zugänglich sind.

Angst und ihre institutionalisierte Bewältigung

Studien über Gewalt in Altenheimen entwerfen regelmäßig ein gesellschaftskritisches Modell über deren Entstehung. Angeprangert wird die »angenehme« Pflege, die Reduktion der Pflege auf das Notwendigste. In einer auf Produktion von Fortschritt ausgerichteten Gesellschaft, in der der einzelne an seinem Beitrag zu dieser Produktion bemessen wird, werden alte Menschen überflüssig. Mit ihnen zu arbeiten, erscheint als Kränkung. Aggression und Gewalt der Pflegenden gegenüber den Bewohnern wirken aus dieser Perspektive fast rational.

Streß und Gewalt als institutionelle Figuration im Altenheim stehen im Zusammenhang mit der Angst, die alte Menschen machen. Diese Angst ist die Quelle der Altersverachtung. Angst entsteht nicht nur durch die Krankheit, sondern durch die Phantasie des Bösen, welches sich in der Krankheit verbirgt. Krankheit als ein verstehbares, therapierbares Phänomen ist eine historisch junge Erscheinung. Zuvor waren die Menschen dem Wirbel der Selektion hilflos ausgeliefert. Sie statteten Krankheit, Verrücktheit und Tod mit einem metaphysischen Sinn aus. Zuerst als Zeichen der Götter: in der Ordnung der Götter bestand Heilung nun darin, die bösen Geister auszusondern und zu opfern. Im Christentum, vor allem aber im Judentum ist Krankheit als Ausdruck von Schuld interpretiert worden; Schuld, die nach dem Alten Testament z. B. gar nicht selbst erworben sein mußte, sondern von den Eltern verursacht sein konnte. Mit der Gleichsetzung von Krankheit mit Schuld wird Heilung zu einem Akt der Vergebung. Voraussetzung dafür ist die Buße. Diese Deutung der Krankheit hat z. B. im Hospital zu einer Verknüpfung von Bett und Altar geführt und den Priestern auch als Therapeuten eine große Bedeutung beigemessen.

Angesichts der großen Epidemien, vor allem des Auftauchens der Pest, verliert die Deutung der Krankheit als göttliches Zeichen ihren Sinn, so der Ethnologe Attali (1981). Attali geht davon aus, daß Krankheit zunächst als Zeichen der Götter interpretiert wurde und danach, durch die Erfahrungen mit den großen Epidemien, als Zeichen der (sündhaftigen und bösen) Körper. In dieser Phase tritt neben den Priester der Polizist als »Therapeut«, d. h. die Gesellschaft konnte sich nur dadurch vor Krankheit schützen, daß sie die Kranken isolierte. Die Trennung der Kranken von den Gesunden ist zunächst einziges hilfloses Mittel, um die Ausbreitung der Krankheit zu vermeiden. Diese Selektion wird im Sinne der Quarantäne zur staatlichen Aufgabe. Die Krankheit wird in den Institutionen verwahrt. Tatsächlich werden aber die Armen und die Kranken in Institutionen eingeschlossen, um sie vergessen zu können. In diesem Sinne erfüllen Institutionen eine Abwehrfunktion hin zur Gesellschaft. Sie verwahren diejenigen, die nicht mehr in die Gesellschaft hineinpassen (können), und solche, die Angstquellen sind und als gefährlich oder peinlich gelten.

Das Böse, das von den Körpern kommt, ist in den Institutionen eine bedeutende Angstquelle sowohl für Pflegerinnen und Pfleger, für die Umwelt, als auch für die Betroffenen selbst. Diese Angst fördert eine Nicht-Kultur im Umgang mit den Betroffenen, die sich auf Verwahren und Kontrollieren beschränkt. In diesem Kontext ist die Rolle von Ärzten und Pflegern in den Hospitälern neu zu betrachten. Ihre Aufgabe ist es nicht zu heilen, sondern die Kranken daran zu hindern, die Gesellschaft zu zerstören. Der Körper des Kranken bedroht die gesellschaftliche Ordnung.

Nun ist Krankheit dank des medizinischen Fortschritts reparierbar geworden. Das Projekt der leidensfreien und damit angstfreien Gesellschaft hat jedoch den Minderwertigen erfunden (Dörner 1994), Menschen, die sich nicht einfach in die Rationalität der Tauschakte einfügen können. In einem sehr interessanten Aufsatz hat Dörner kürzlich noch einmal »die institutionelle Umwandlung von Menschen in Sachen« als typische Spaltung der Moderne aufgezeigt. Das ökonomische Prinzip erlaube es, an die Stelle der Würde des Menschen Werte zu setzen, die – wie bei der Beurteilung von Sachen auch – positiv oder negativ ausfallen können. Neben die wertvollen Menschen seien die Ballastexistenzen getreten, welche die Sozialsysteme plünderten. Wenn Menschen als »Minderwertige« oder »Ballastexistenzen« bezeichnet würden, sei es leicht, sie als Projektionsfläche für kollektive Ängste zu mißbrauchen.

Die Verschiebung von »Würde« auf »Wert« hat nach Dörner eine Bewertung von »hoffnungslosen« und »qualvollen« Existenzen nach sich gezogen sowie die Idee der Tötung aus Mitleid, die als Begründung neben die Kosten tritt. Aus der »Angst vor dem Übel, das von den Körpern kommt«, ist »Mitleid« mit den »armen Kreaturen« geworden. In diesem Kontext sieht Dörner die Sterbehilfediskussion. Mitleid ist für ihn eine Form der verdeckten Aggression gegen Alte, Behinderte und Kranke.

Als eine Form der Angstbewältigung kann auch der Versuch verstanden werden, das Alter zu einem Marktfaktor zu machen. Damit zieht sich die Gesellschaft zunächst von der kollektiven Verantwortung für Krankheit und soziale Probleme immer mehr zurück. Krankheit und Alter werden privatisiert. Gleichzeitig wird die Markt- und Kundenorientierung zu einem Zeitpunkt eingeführt, wo immer weniger Heimbewohner und Pflegebedürftige dem Bild des autonomen Marktsubjekts entsprechen, und dies gilt insbesondere für die alten Menschen in Pflegeheimen. Die Propagierung der Kundenorientierung macht das Alter, die Krankheit und das Sterben noch einmal mehr zum institutionellen Geheimnis, dessen Last die Pflegenden und Sozialarbeiter zu tragen haben.

Die Markteuphorie

Das Licht der Aufklärung kommt als Dienstleistungskultur und Deregulierung ins Altenheim. Pflege soll ein meßbares Produkt werden, aus den Alten werden Kunden. Die Ausbreitung des zweckrationalen Denkens in fast alle Nischen der Pflege läßt sich an der Orientierung auf betriebswirtschaftliche Kategorien und auf die Rollendefinition von Pflegekräften als Professionelle und von Leitern als Managern ablesen. Auch dies ist eine Form der Angstbewältigung. Der Markt soll beim Ertragen des Leidens und der Bewältigung der Angst helfen.

Im Bereich der Altenpflege finden wir die utilitaristische Philosophie z. B. in der sozialrechtlichen Unterscheidung von Pflegefall und Behandlungsfall. Hier findet sich eine teilweise schroffe Zurückweisung, wenn Altenpflegerinnen von Ärzten aufwendigere diagnostische Behandlungen oder Therapien verlangen. Was geriatrisch sinnvoll ist, wird gerade bei den über 80jährigen mit dem Hinweis: »Das lohnt sich alles nicht mehr«, schwer genehmigt. Für die Pflegekräfte bedeutet dies eine Festlegung auf eine verwahrende Pflege, wodurch ihr Verlassenheitsgefühl und ihre Verzweiflung im Sinne der beschriebenen Figuration noch verstärkt werden.

Die Dienstleistungsphilosophie und Deutung des alten Menschen als Kunden erregen den Verdacht einer Pseudobewältigung, vor allem wenn einerseits die Kundenphilosophie, andererseits die Selektionen bei den Behandlungen in Betracht gezogen werden.

Der Grandiosität eines professionellen Verständnisses steht die Depressivität des Fühlens und Erlebens in der Pflege gegenüber. Diese Seiten sind regelmäßig geschlechtsspezifisch gespalten: hier die depressive weibliche Seite, dort die grandiose männliche Seite. Grandios wirkt angesichts des Altersstrukturwandels die Programmatik einer »Powergeriatrie«, aber auch die Reduktion des Altenheims auf ein Unternehmen, denn es soll ein Zuhause sein.

Grandios ist auch die Phantasie von Pflegemanagern, daß eine Ausweitung des instrumentellen, affektiv neutralen Handelns, gekoppelt mit den richtigen Technologien, den Pflegealltag erträglicher mache und die Professionalisierungsprobleme lösen werde. Vertikale und horizontale Differenzierungen, Technisierung und Flexiblisierung gehören zu diesen Programmen. Wer heute mit jungen Pflegedienstleitern spricht, wird zum eigenen Erstaunen die Erfahrung machen, daß diese sich eher als Brükkenkopf der Verwaltung in die Pflege verstehen, denn als Interessenvertreter der eigenen Berufsgruppe. Kapazitätsorientierte variable Arbeitszeit, neue Berufsbilder wie Stationshostessen, die Ausweitung von Hilfspersonal in ungeschützten Beschäftigungsverhältnissen gehören genauso zum Programm wie technische Insignien und die instrumentelle Organisation der Kommunikation mittels Handy und Note-book. Zu befürchten ist eine Vertiefung der Spaltung zwischen den Geschlechtern in der Pflege und damit einhergehend eine Erneuerung des Teufelskreises von falscher Hoffnung und Verzweiflung auf seiten der Basismitarbeiter, verbunden mit dem Wunsch, die Pflege zu verlassen.

Angst und Angstbewältigung in der Pflege müssen sich orientieren an einer realistischen Hoffnung und an der Gewißheit eines sinnvollen Tuns. Für die Altenpflege bedeutet dies, daß Beziehungen und Bemühungen durch den Tod nicht entwertet werden und daß Pflege als ethisches Tun begriffen werden muß. Dies bedeutet eine stärkere Hinwendung zu Gefühlen in der Pflege, die gegenwärtig in den Institutionen eher als Symptome auftreten. Gerade in Bezug auf Gefühle in der Pflege ist eine eigentümliche Nicht-Kultur in den Institutionen der Pflege festzustellen. Schwestern und Pfleger erscheinen vielmehr vom »aseptischen Drama«, d. h. dem dauernden Bekämpfen von Mikrobakterien beherrscht. Eine Kultur der Angstbewältigung müßte über eine Reflexion der Rituale, über die stärkere Anerkennung der psycho-sozialen Dimensionen der Pflege und über die Kultivierung einer biografischen Haltung erreicht werden.

Vor allem gehört zur professionellen Weiterentwicklung in der Pflege aber auch die Aufhebung der geschlechtsspezifischen Spaltung, wie ich sie am Beispiel der Figurationen von »verlassener Mutter« und Grandiosität aufgezeigt habe. Die Organisation des Altenheimes der Zukunft verlangt die Kompetenzen beider Geschlechter jenseits dieser beiden beschriebenen Neid- und Abwertungsfigurationen.

Nachwort

Zum Verhältnis von Marktorientierung und Gefühlen in der Pflege

Die Altenhilfe befindet sich gegenwärtig unter großem Druck – Reformdruck, der vor allem Strukturen, Institutionen, aber auch Konzepte und insbesondere Leitbilder betrifft. Angestoßen worden sind die Veränderungen durch materielle und ideologische Umsteuerungen, die zunächst eine Reaktion auf die Kostenentwicklung im Gesundheits- und Sozialetat darstellen. Dabei ließ sich zunächst nur erkennen, daß der Gesetzgeber die Verantwortung für Risiken wie Krankheit und Pflegebedürftigkeit zunehmend an den Markt delegiert. Aus Alten- und Pflegeheimen, aus Sozialstationen und Hospizen, aus Krankenhäusern und Betreuungsstätten werden gewinnorientierte Unternehmen, zumindest rechtlich.

Auf seiten der Träger wird diese Entwicklung mehrheitlich begrüßt, gelten doch die aufgezählten Instititiuonen als ökonomisch untersteuert. Vielfach werden Betriebswirte in die Leitungen berufen – mit dem expliziten Auftrag, die Institutionen umzugestalten, sie zu normalen Unternehmen zu machen. Träger und vor allem wissenschaftlich ausgebildete Berater und Experten erhoffen sich zudem einen weiteren Effekt dieser Umsteuerung. Die Definition von Institutionen als Unternehmen soll die teilweise recht entmündigende und problematische Beziehungsdynamik zwischen Klienten und Professionellen lösen. Aus Bewohnern und Patienten sollen Kunden werden. Den Pflegenden wird in diesem Zusammenhang ein Rollenwechsel verordnet. Zur Disposition stehen insbesondere die moralischen Implikationen der Pflegeberufe. Aus dem Berufsethos des Samariters wird das Selbstverständnis des wirtschaftlich denkenden und professionell handelnden Experten. Teilweise leidenschaftlich werden »alte Zöpfe« abgeschnitten und eine Veränderung des Berufsbildes hin zum Manager eingeklagt. Ähnlich wie den moralischen Implikationen geht es den ethischen Grundlagen der Pflege: In der Beziehung zwischen dem mündigen Kunden und dem kompetenten Experten scheint hierfür kein

Platz zu sein, und es scheint auch keine Notwendigkeit zu bestehen, ethische Dimensionen in das Berufsprofil der Pflegenden zu integrieren.

Zu verzeichnen ist eine Hochkonjunktur des zweckrationalen Denkens und Handelns in der gegenwärtigen Organisationsentwicklungsdebatte. Gefühle in der Pflege verschwinden durch die Marktdebatte in ihrer Bedeutung noch mehr.

Wo aber sind denn nun die »schwarzen Löcher« in den Organisationen, die die Produktivität auffressen, die Effektivitäts- und Effizienzprobleme verursachen? Ich glaube, daß Gefühle in der Pflege darüber Auskunft geben können, daß sie ein Kompaß sein können, wo und wie eine Organisation sich verändern muß, wo investiert werden sollte und was reformiert werden kann. Dabei muß gleichzeitig die Komplexität, in der Pflege sich befindet, beachtet werden, sonst wären Dienstleistungs- und Qualitätsdebatte, ähnlich wie die Selbsthilfedebatte, die Debatte über Handlungskompetenz oder die Einführung der Psychologie in die Pflege eine von vielen Konjunkturen.

Die soziologische Dimension der gegenwärtigen Dienstleistungsdebatte

Nach Thomas Olk (1994) handelt es sich bei sozialer Dienstleistungsarbeit und damit auch bei Pflege grundsätzlich um einen ganz speziellen Typus von Arbeit, den er in Anlehnung an Rössner Normalisierungsarbeit nennt, die sich im Dreieck von Gesellschaft, Anbietern und Nachfragern abspielt. Thomas Olk betont, daß zwischen der subjektiven Bedürfnisbefriedigung (der Patienten) auf der einen Seite und den gesellschaftlichen Werten auf der anderen Seite eine Balance gefunden werden muß. Alltagssprachlich formuliert heißt dies, daß soziale Dienstleistungsarbeit sich von marktorientierter Arbeit dadurch unterscheidet, daß hier nicht nur Menschen versorgt werden, die ein Problem haben, sondern auch solche Menschen, die ein Problem sind.

Wenn man sich vor Augen hält, daß ein beachtlicher Anteil gerade an alten und pflegebedürftigen Patienten nicht freiwillig in einem Pflegeheim versorgt wird, werden die Bedeutung dieses Satzes und des Theorems der Normalisierungsarbeit klarer. Pflegende gewährleisten mit ihrer Arbeit einen Normalzustand in bezug auf die Gesellschaft. Dieser Dreieckskontrakt prägt die Pflegebeziehung. Dem Wohlbefinden des Patienten stehen Interessen der Umwelt gegenüber – eine Spannung, die Pflegende in der Regel in sich, d. h. in ihrem Inneren, als Konflikt von Schuld austragen. Es sei hier noch einmal daran erinnert, daß Institutionen Abwehrfunktionen haben. Sie verwahren das Chaotische, das Beängstigende und das Triebhafte. Diese Abwehrfunktion aufzugeben und durch ein Marktparadigma zu ersetzen, hieße auch De-Institutionalisierung.

Pflegende sind in der Regel eingebunden in zwei sich widersprechende Welten oder Rationalitäten: in eine bürokratisch orientierte Aufbau- und Ablauforganisation und in die Vorstellung von Pflege als charismatische Begegnung. Die Verantwortung für die Bewohner und Patienten auf der einen Seite und die gesellschaftlichen Normalisierungserwartungen auf der anderen Seite, die über Angehörige, über Umwelten und über die Gesellschaft als Erwartungen an die Pflegenden herangetragen werden, schlagen sich als große Spannungen, als Konflikte nieder. Im Krankenhaus sind es die Heil-Erwartungen, die den beschränkten Heilungsmöglichkeiten gegenüberstehen. Diese sich widersprechenden Welten sind ein Teil des Sisyphus-Charakters der Pflege.

Pflege befindet sich in einem Dreieckskontrakt: Sie erfüllt gesellschaftliche Funktionen, und sie erfüllt persönliche Bedürfnisse. Pflege ist, gesellschaftlich gesehen, Normalisierung und Zivilisierungsarbeit, indem sie alles, was Angst macht, bewahrt, kaserniert und gettoisiert. Sie unterliegt an diesem Punkt dem institutionellen Konzept der Ausgrenzung. Sie ist aber gleichzeitig lebensweltlich organisiert und auf Verständigung ausgerichtet. Schließlich werden Pflegende zu Zeugen und zu Beteiligten; sie nehmen teil am sog. institutionellen Geheimnis, in der Regel der Zerstörung des Körpers und damit des Selbst durch die Krankheit.

Das institutionelle Geheimnis, d. h. die Wahrheit über die Macht der Krankheit und die Begleitung alter, chronisch Kranker und sterbender Menschen, sind beachtliche Stressoren in der Pflege, die jedoch immer wieder in das Unterleben der Institutionen verdrängt werden. In der Regel haben Institutionen das Problem durch Spaltung gelöst. Wer mit alten, mit unheilbar Kranken, mit degenerativ Erkrankten und sterbenden Menschen arbeitet, gilt in der Pflege selbst als nicht besonders kompetent. Gegenüber den kompeten Intensivschwestern, die Krankeit erfolgreich reparieren helfen, haftet der »chirurgischen« oder »inneren« Schwester genau wie der Altenpflegerin der Makel der nicht mehr reparierbaren Krankheit an.

Der Qualitätsdiskurs in der Pflege bedarf also dringend der Unterfütterung mit ethischen Nomen. Expertenhandeln reicht hierfür nicht aus. Neben die Bedeutung von Ethik tritt die Bedeutung der Institution. Gefühle in der Pflege zeigen auf, daß die Institution nicht nur über den Horizont des Unternehmens ausreichend begriffen werden kann. Der Versuch, Pflege ausschließlich, wie in der gegenwärtigen Qualitätsdebatte, über instrumentelle Kriterien im Rahmen eines kybernetischen Modells zu organisieren, trägt zu ihrer Versachlichung im Sinne einer Entfremdung bei. Gleichzeitig werden Gefühle, die in den vorangegangenen Kapiteln beschrieben wurden, in den Bereich der Nicht-Kultur der Institution gedrängt. Sie erscheinen als etwas der Profession Fremdes. Sie werden zum Kains-Mal derjenigen, die sich trauen, ihre Gefühle zu benennen.

Die gesellschaftliche Dimension

Die Soziologin Gertrud Backes (1994), und mit ihr eine mittlerweile immer größer werdende Gruppe von Wissenschaftlern, spricht vom Altern als gesellschaftlicher Herausforderung in dem Sinn, daß die gesellschaftlichen Regularien des Alters und des Alterns, angefangen von der materiellen Sicherung, der Ausgliederung aus dem Erwerbsleben, der Wohn- und gesundheitlichen Situation und schließlich der sozialen Integration, sich als unzulänglich erwiesen haben. Neue Wege müssen gefunden werden. Altern habe sich vom individuellen zum sozialen und schließlich zum gesellschaftlichen Problem verändert. Alle zentralen gesellschaftlichen Bereiche seien betroffen. Kennzeichen des gesellschaftlichen Charakters sei es weiterhin, daß verschiedene gesellschaftliche Entwicklungen zusammenwirken, die eine isolierte Problembearbeitung ineffektiv machen. Zu verzeichnen ist eine normative Unbestimmtheit und Unsicherheit im Umgang mit den Alten. Typische Reaktionsweisen sind zum einen die Flexibilisierung des Übergangs in den Ruhestand, zum anderen die Proklamation einer »neuen Kultur des Alters« und schließlich, die Entwicklung neuer Formen sozialer Sicherung, vor allem Kürzungen und Einschneidungen in den sozialen Sicherungssystemen bei gleichzeitiger Veränderung ihres Leitbildes.

Diese schlagwortartig aufgezählten Veränderungen zeigen die Bedeutung der aktuellen Diskussion um »Heimkonzepte der Zukunft« und »Zukunft der Pflegeberufe« auf. Sie sind »Lösungen« einer als gesamtgesellschaftlich empfundenen Problematik. Dabei ist es paradox, daß gerade in der Zeit, in der sich das Gesicht des Alters hin zu Hochaltrigkeit, Polarisierung und Vereinzelung wandelt, solche Bilder des alten Menschen bemüht werden, die seine Individualisierung betonen. Das gegenwärtige Altersleitbild definiert das Alter als Entschädigung für ein arbeitsreiches Leben, als »die schönen Jahre«, gewissermaßen als »Krönung« des Lebens. Mit diesem Altersleitbild auf der einen Seite und mit dem Leitbild des professionell handelnden Experten in der Pflege auf der anderen Seite geschieht eine Produktion von Unbewußtheit in Bezug auf solche Erfahrungszusammenhänge, die in diesem Buch beschrieben wurden. Insofern sind »Gefühle in der Pflege« Ideologiekritik. Sie zeigen eine andere Seite des Alltags im (pflegebedürftigen) Alter.

Über die Klienten/Bewohner werden Themen in die Institution gespült, auf die es zur Zeit wenig Antworten gibt:

- Wie gestaltet man einen würdevollen Tod?
- Wie ist Scham zu beruhigen, die durch das Gefühl von Nutzlosigkeit, Hilfsbedürftigkeit entsteht?
- Welche Kultur des Trauerns ist für die Verarbeitung von verdichteten Verlusten im hohen Lebensalter erforderlich?
- Wie müssen Institutionen organisiert sein, die neben Rehablitation und Beschäftigung auch Trauer und biografische Kontinuität zulassen?

Hierfür fehlen das Wissen und die institutionellen Ressourcen. Pflegende sollen sich, so lautet die Antwort, behelfen. Wenn Altenheime jedoch zu Pflegeheimen werden, bedeutet dies, daß Themen wie Trauer, Scham, Wut und Tod die klassischen Angebote in den Altenheimen wie Geselligkeit, Zerstreuung und Rehabilitation zuwuchern werden. Je weniger und je restringiertere Antworten die Institution auf diese Fragen bereitstellt, desto mehr werden sich die Leerstellen in einer Verdichtung des emotionalen Problemdrucks niederschlagen. Bisher ist es üblich, diese Dynamik durch Klientelifizierung zu lösen. Wer trauert, dem wird bald ein Helfer- oder burn-out-Syndrom angeheftet, wer sich identifiziert, dem werden »unkoordinierte Aktionen des guten Willens« vorgeworfen. Die Konsequenz ist, daß Pflegende sich in ihre innere Realität flüchten.

Sisyphus

Pflege ist Sisyphusarbeit, d. h. die Grenzen und die Nicht-Veränderbarkeit müssen auch akzeptiert werden. Verwirrte, Kranke, Sterbende, um die es in diesem Buch als Klientel geht, werden aufreibend, anstrengend, beängstigend bleiben. Gegen diese Einsicht sperren sich nicht nur Pflegende, sondern auch Angehörige, Wissenschaftler und Träger. Gegen die Einsicht stehen Mythen: Der charismatische Mythos, der professionelle Mythos, der wissenschaftliche Mythos. Die Anerkennung des Sisyphus-Charakters der Pflege könnte den Mythos, aber auch den Kreislauf von falschen Hoffnungen und Verzweiflung abbremsen. Die Gewißheit, daß der Stein des Sisyphus den Berg wieder herunterrollt, daß Mühen mit einem Schlag zunichte gemacht werden, könnte übersteigerte Erwartungen bremsen. Diese Einsicht würde in Bezug auf Weiterbildung und Qualifikation aber auch andere Schwerpunkte setzten:

- die Psychohygiene der Mitarbeiter,
- Fort- und Weiterbildungen, die sich den Affekten und Gefühlen der Pflegenden verstehend zuwenden,
- Fort- und Weiterbildungen, die professionelle Mythen dekonstruieren und nicht neue Ideologien produzieren,
- die Entwicklung eines ethisch bestimmten Qualitätsbegriffes in der Pflege.

Aus diesem Grund ist dieses Buch geschrieben worden.

Literaturverzeichnis

Einleitung

Améry, J.: Über das Altern, Stuttgart 1968

Bauer, A.: In Ruhe verrückt werden dürfen. Vortrag an der Caritas-Akademie Essen-Werden 1997, unveröff. Man.

Bernfeld, S.: Sisyphus oder die Grenzen der Erziehung (1925), Frankfurt a.M. 1967

Elias, N.: Über den Prozeß der Zivilisation, Frankfurt a.M. 1976, 2 Bde.

Frigger, E.: Ethische Anteile am Pflegeprozeß. Unveröf. Man. Caritas Verband im Bistum Essen, Referat Pflege 1996

Garms-Homolova, V./Schaeffer, D: Versorgung alter Menschen durch Sozialstationen, Freiburg 1992

Goffman, E.: Interaktionsrituale, Frankfurt / M.1982

Harris, R./ Klie, T./ Ramin, E.: Heime zum Leben, Hannover 1995

Kipp, J.: Imaginäre Lebenswelten dementiell erkrankter Menschen. In: Petzold, H. (Hg.): Lebenswelten alter Menschen, Hannover 1993, S. 218-225

Lorenzer, A.: Die Anstößigkeit der psychoanalytischen Erkenntnismethode, in: Krovoza/Ottomeyer (Hg.): Zum Beispiel Peter Brückner, Frankfurt/M. 1981, S. 77-95

Radebold, H.: Psychodynamik und Psychotherapie älterer Menschen, Heidelberg 1992

Schachtner, C.: Störfall Alter, München 1988

Sperl, D.: Qualitätssicherung in der Pflege, Hannover 1994

Temsch, J.: Das wird schon wieder. In: DIE ZEIT Nr. 48, 25. Nov. 1994

Winnicott, D. W.: Reifeprozesse und fördernde Umwelt, Frankfurt/M. 1965

Wooster, G.: Vom manischen Penis zum amerikanischen Traum. In: Zeitschrift Gruppenanalyse, Heidelber Jg. 3 (1993) H. 1, S. 99-108

Verlust und Scham: Bausteine einer verstehenden Gerontologie

Améry, J.: Über das Altern, Stuttgart 1968
Bartels, H.P. (Hg.): Menschen in Figurationen. Ein Lesebuch zur Einführung in die Prozeß- und Figurationssoziologie von Norbert Elias, Opladen 1995
Beck. D.: Krankheit als Selbstheilung, Frankfurt, M. 1985
Behrend, C.: Berichtsmodell sozialgerontologischer Forschung. DZA, Bd. 58, Berlin 1985
Borscheid, P.:Alterskonjunkturen oder: von der Verehrung oder Verachtung der Alten in der Geschichte. In: Biegel, G. (Hg.): Geschichte des Alters, Braunschweig 1993, S. 35-46
David, A.: Wege ins Heim. Dipl. Arbeit im Fachbereich Sozialwesen der Fachhochschule Erfurt, Sommersemester 1995
Grotjahn, M.: Analytische Psychotherapie bei älteren Patienten. In: Petzold, H./Bubholz, E. (Hg.): Psychotherapie mit alten Menschen. Paderborn 1979, S. 77-88
Kipp, J.: Imaginäre Lebenswelten dementiell erkrankter Menschen. In: Petzold, H. (Hg.): Lebenwelten alter Menschen, Hannover 1993, S. 218-225
Naegele, G.: Anmerkungen zur These vom Strukturwandel des Alters aus sozialpolitikwissenschaftlicher Sicht, in: Sozialer Fortschritt 1995, H. 6/7
Neckel. S.: Status und Scham, Frankfurt, M. 1991
Radebold, H.: Psychodynamik und Psychotherapie Älterer, Heidelberg, New York 1992
Schachtner, C.: Störfall Alter, Frankfurt 1988
Wurmser, L.: Die Maske der Scham. Heidelberg, New York 1993

Angst vor alten Menschen – eine interaktionsanalytische Betrachtungsweise

Bräutigam, W /Zettl, F.: Angst – Facetten eines Urgefühls, München 1982
Elias, N.: Der Prozeß der Zivilisation, Frankfurt a. M. 1976
Goffman, E.: Asyle, Frankfurt a.M. 1973

ders.: Interaktionsrituale, Frankfurt a. M. 1984
Haupt, M./Kurz, A.: Alzheimersche Krankheit: Erleben, Empfinden und Reaktionsformen der Kranken. In: Zeitschrift für Gerontologie 23: 211-213, 1990
Kipp, J.: Imaginäre Lebenswelten – Bewältigungsstrategien bei akuten psychischen Erkrankungen im Alter. In: Petzold, H. (Hg.): Lebenswelten alter Menschen, Hannover 1992, S. 218 -225.
Moeller-Gambaroff, M.: Die Sache mit dem Schmutz. In: Utopie der Treue, Reinbek bei Hamburg 1984
Neckel, S.: Status und Scham, Frankfurt a.M. 1991
Olk, T.: Abschied vom Experten, München 1986
Rudnitzki, G.: Angst und Institution. Unveröff. Man. Heidelberg 1992
Wartmann, B.: Die Grammatik des Patriarchats. In: Ästhetik und Kommunikation. Heftschwerpunkt Weibliche Produktivität, Jg. 13 (1982) H. 47, S. 12-32
Winnicott, D.W.: Über die Fähigkeit allein zu sein. In: Psyche Nr. 6/1958, S. 344-352
ders.: Übergangsobjekte und Übergangsphänomene. In: Psyche Bd. 23/1969, S. 666-682

»Das wird schon wieder« oder: Über den Zusammenhang von Angst und Aggression

Beck, U./Bonß, U.: Weder Sozialtechnologie und Auffklärung, Frankfurt a.M. 1989
Brumlik, M.: Advokatorische Ethik, Bielefeld 1992
Buchholz, M.B.: Dreiecksgeschichten, Göttingen 1989
Edding, C.: Verkaufte Gefühle – Balanceakt in der Trainerrolle, in Gruppendynamik,19 Jg. Nr. 3 339-349
Naegele, G./ Schmidt, W.: Zukünftige Schwerpunkte kommunalpolitischen Handelns in Altenpolitik und Altenarbeit auf dem Hintergrund des demografischen und soziostrukturellen Wandels des Alters. In: Kühnert, S./Naegele, G.: Perspektiven moderner Altenpolitik und Altenarbeit. Dortmunder Beiträge zur angewandten Gerontologie (Bd. 1), Hannover 1993, S. 1-26
Rohr, E.: Wenn der Traum zum Alptraum wird. Zur Supervision institu-

tionell unbewußter Gewaltverhältnisse. In: Bauer, A./Gröning, K. (Hg.): Insitutionsgeschichten Institutionsanalysen. Tübingen 1995, S. 220-248
Rudnitzki, G./ Voll, R.: Institution als Tagesveranstaltung. Erfahrungen im Spannungsfeld zwischen aktuellem Auftrag und der Aphasie der Institution. In: Gruppenpsychotherapie und Gruppendynamik (1991) Heft 27, S. 141-152
Rudnitzki, G.: Im Zirkelschluß von Macht und Scham. In: Bauer, A./Gröning,K. (Hg.): Insitutionsgeschichten Institutionsanalysen, Tübingen 1995, S. 118-133
Tschensch, J.: Das wird schon wieder. . . In: DIE ZEIT, Nov. 1994
Wurmser, L.: Die Maske der Scham. Heidelberg 1993

Blauer Dunst in der Pflege

Attali, J.: Die kannibalische Ordnung, Frankfurt 1981
Borscheid, P.: Alterskonjunkturen oder: von der Verehrung und Verachtung der Alten in der Geschichte; in: Biegel, G. (Hg.): Geschichte des Alters, Braunschweig 1994, S. 35-46
Der Spiegel: Fluppe der Erlösung, Nr. 26/ 1994, S. 176f
Jetter, D.: Grundzüge der Hospitalgeschichte, Darmstadt 1973
Knobling, C.: Konfliktsituationen im Altenheim, Freiburg 1990
Muthny, F.A./Bermejo, I./Gierke, E. v.: Erlebte Belastungen und Bedarf an psychosozialer Fortbildung/Supervision in der stationären Altenpflege. In: Zeitschrift Gerontologie, 26:395-403 (1993)
Rudnitzki, G.: Im Zirkelschluß von Macht und Scham. In Bauer, A. / Gröning,K. Hg.): Institutionsgeschichten Institutionsanalysen, Tübingen 1995, S. 118-133
Rudnizki, G./ Voll, R.: Institution als Tagesveranstaltung. In: Gruppenpsychotherapie und Gruppendynamik 27 (1991), S. 141-152
Schachtner, C.: Störfall Alter, Frankfurt 1988
Schmidbauer, W.: Die hilflosen Helfer, Reinbek 1980
Schütze, Y.: Normatives Muster Mutterliebe. In: Karsten, M.-E. / Otto, H.-U. (Hg.): Die sozialpädagogische Ordnung der Familie, Weinheim 1987, S. 45-68
Weidmann N, R.: Rituale im Krankenhaus, Wiesbaden 1990

Die verlassene Mutter – eine Institutionsanalyse des Pflegeheims aus psychoanalytischer Sicht

Attali, J.: Die kannibalische Ordnung, Frankfurt 1981
Elias, N.: Der Prozeß der Zivilisation, Frankfurt 1976, Bd. 1
Foulkes, S.H.: Gruppenanalytische Psychotherapie, München 1992
Grond, E.: Die Pflege verwirrter alter Menschen, Freiburg/Br. 1982
Hummel, C.: Öffnet die Altersheime, Hannover 1986
Mentzos, S.: Interpersonale und institutionalisierte Abwehr, Frankfurt 1986
Rosenthal, G.: Erzählte und erlebte Lebensgeschichte, Frankfurt/M. 1993
Sullivan, H.: Die interpersonale Theorie der Psychiatrie, Frankfurt 1980
Wooster, G.: Vom manischen Penis zum amerikanischen Traum. In: Gruppenanalyse, Heidelberg, 3. Jg.(1993) H. 1, S. 99-108
Ziehe, T.: Zugriffsweisen mütterlicher Macht. In: Schaeffer-Hegel, B. (Hg.): Frauen und Macht, Berlin 1984

Nachwort

Backes, G.: Altern als gesellschaftliches Problem – eine Herausforderung an die Alternswissenschaft. In: Zeitschrift für Sozialreform, Wiesbaden, 40 Jg. (1994) H. 2, S. 130-140 und H. 3, S. 181- 193.
Olk, T.: Jugendhilfe als Dienstleistung. Vom öffentlichen Gewährleistungsauftrag zur Marktorientierung. In: Widersprüche, Offenbach Jg. 14 (1994/4) H. 53, S. 11-33